健康に生きるとは？　健康に死ぬことである！
そのために必要なのは、すべての人が無意識にやっている「呼吸」
「食事」「運動」「思考」を如何に行うか、である。

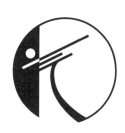

在道《ざいとう》　六生《りくき》

もくじ

動の章……96

考の章

はじめに

しぜんや　早川　健太・里枝

「しぜんや」は、冬は長野県野沢温泉村でスノーボードとオーガニックカフェ、夏は宮崎県でサーフィンと砂浜ウォークを行いながら、生涯現役で動き続けるための身体の使い方を研究しています。

整体師・在道六生先生から「息食動考」という教えを聞いたのは十年以上前のことです。在道先生は、自らを「独身・子なし・弟子なしの絶滅危惧種」と称し、ユニークな存在感と話術で人を魅了します。在道先生の教えは、私たちスノーボーダーにとって、トレーニングメソッドではなく、人生を豊かにする哲学へと昇華しました。

この度、「息食動考」の話を広く伝えるために、在道先生の話を文章にして、共著として本にまとめました。この本は単なる指南書ではなく、生き方、考え方、そして自然との調和を求めるすべての人々に向けた「人生の羅針盤」となることを願っています。

プロローグ

1　息とは＝字の如く、自分の心
2　食とは＝字の如く、人を良くする方法
3　動とは＝字の如く、複数の力を重ねること
4　考とは＝字の如く、耂（おいかんむり）に丂（こう）
　歳を取っても終わりのないこと

1～3までは、人間には本能的に備わっているもので、4の「考」だけは後天的に身につけるものです。
この本は「息食動考（シキ・ショク・ドウ・コウ）」という、昔から存在する、人が生きるための原理原則について記しました。

私は整体院を開業して三十年以上になりますが、私の話に耳を傾けてくれる人とばかり付き合ってきたので、未だに看板すらありません。

「息食動考」の話は修行時代に師匠から教わりました。師匠がいつ、どこで学んだかは聞いていません。私も若かったので「出典は何ですか?」「誰が提唱したんですか?」とも聞いていないし、聞いても張り倒されるだけだったので（昔の話です。今なら大問題ですね）質問すらしていません。しかし内容に「なるほど!」と思うところがあって、整体院を訪れている患者さんに伝えている次第です。

私は三十年以上前からスノーボードをしています。還暦を超えましたが、このまま生涯現役でやり続けたいと考えています。息食動考の原理原則からすれば、お茶もお花も、囲碁も将棋もすべてスポーツなので、本当は全部やってみたいくらいです。施術の一環としてスノーボードをする際は、患者さんの後ろにピタッとついて、滑りながら「(息を) 吐けぇー」と叫んでいます。

「息食動考」は人間が生まれてから「本能的に行動する順番（ただし、『考』だけは後天的)」です。オギャーと息を吐いて生まれ、母親のおっぱいを吸い、歩行するようになって、やがて自分で考え始めます。生きるために自分でしかできないことが「息をする」「食べる」「動く」「考える」行為であり、代行は頼めません。この四要素はピラミッド型を形成していて、「息」が一番下、最上部は「考」です。

施術をしながら、人の生き方には「息食動考」という原理原則があるという話をすると、ストンと肚《はら》に落ちる人、ものすごく響く人がいる一方で、二度と来なくなる人もいます（笑）。その人、その時の心次第ですが、数年後にハッと気付く人もいます。「息食動考」の原理原則は、人間の生き方にまつわる「普遍の真理」です。この本を読んで、新しく獲得する知識は一つもないかもしれません（笑）。ただ、一人ひとりの中に元々あるものを発掘して磨き直すことですから、誰にでも取り組めます。付録としてスポーツ（スノーボード）の基本姿勢も解説しています。もちろん「息食動考」をベースとした身体の使い方ですから、日常生活にもぜひ活用してください。

この本が、少しでも皆様の人生のヒントになれば幸いです。

読み終えた時、誰もが自分の可能性にワクワクできることを願っています。

息《しき》の章

息とは＝字の如く、自分の心
息の極意は、吐くことに始まり吸うことに終わる

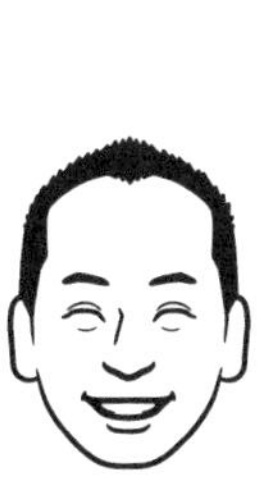

1　人間は、息を吐いて生まれ、吸って死ぬ……呼吸は人生の土台の底辺

人間はオギャーと「息を吐く」ことからこの世の人生をスタートさせます。その後、死ぬまで呼吸が止まることはなく、最期に「息を引き取って」一生を終えます。

人生における「息食動考」の原理原則は、図にするとピラミッドです。息をしなければすべてが始まらないので、ピラミッドの一番下は「息」。息は人生の土台であるピラミッドの底辺です。上部を支える大事な役割があるので絶対崩れてはいけません（生まれてから死ぬまで息が止まることはありません）。他の部分に比べると、特に大きくて頑丈である必要があり、それがそのまま安定感につながります。

土台の底辺である「息」から上部へ向かって「食」「動」「考」と積み上げていくピラミッド型は、人の生き方を非常にシンプルに表しています。

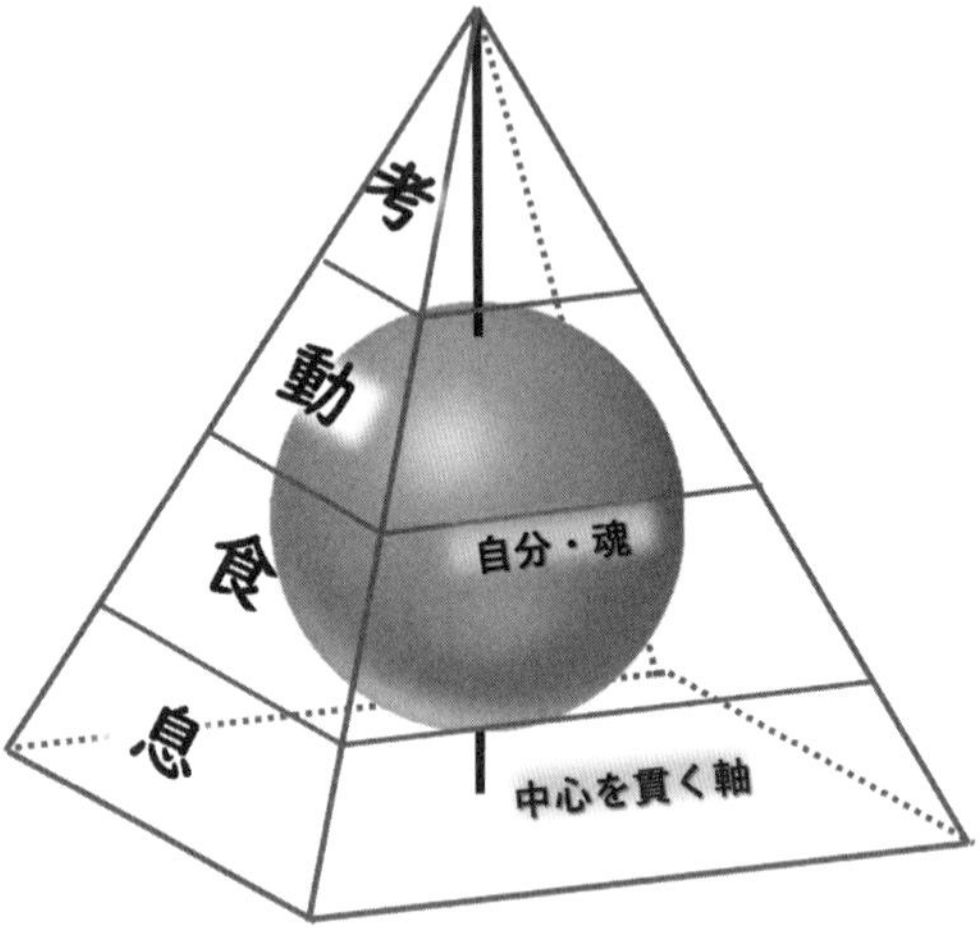

「息食動考」イメージピラミッド

2 深い呼吸が心に錨を下ろす
……過去や未来に囚われず、「ただ今」だけに存在する自分を感じる

我々人間は、目的がないと生きられず、「ただ生きている」ことに気が付くためにいろんなことをします。「ただ生きている」ことが、「何もないということの価値」だと分かるためにはいろんなことをやるしかないのです。心のバランス力はそこに関係してきます。「心」という漢字はどこもくっついておらず、バランスがとりにくい不安定な字です。それはまさに人の「心」です。

「自分」の「心」と書いて「息」と読む通り、息は自分の深層心理を表現しています。自分の息遣いを通じて客観的に自分の心を感じることができるのです。

「只今（ただいま）」という禅語があります。たった今この瞬間にしか生きていない、という今の自分を自覚する言葉です。フワフワ漂う心が本来のあるべき自分に戻ってきた「只今」であり、帰宅の「ただいま」は、生きて今ここ自分の居場所に帰ってきたということを表しています。

座禅や瞑想は、深い呼吸を繰り返すことによって心に錨を下ろし、過去の失敗や未来への不安に焦る自分を「ただ今」に集中します。

「息」は自らの心を整えるためのツール。就寝時のような自然の呼吸ではなく、身心をコントロールする深い呼吸です。吐く息で整えた心が今ここにあることで、間（場）に合う姿勢となります。

コラム① スノーボードと呼吸

選手やプロ活動をしていると、「ここ一番」という時があります。

しかし、成果を出さないといけないのに、上手くいかないこともあり、「悔しい」の一言です。上手くいかなかった理由をすべて自分のせいだと捉える責任感と心を作るのに欠かせないのは、やはり「呼吸」です。

ここ一番という時に力を発揮するためには、自分の力を信じる必要があります。どれだけ上手な選手でも「今日はダメかもしれない」と心が震えて弱気になることは必ずあるはずです。しかし、力を発揮できるということは、備わった実力以上に自分の力を信じることができるからです。

呼吸を使って心に錨を下ろす、という話をしました。「心」という漢字は、どこもつながっていなくて不安定なもの。呼吸を使って「ただ今・ここ」に留めます。自分の力を信じるとはそういうことです。目の前の土俵に上がり、やると決めた以上は自分を信じるしかありません。

3 楽しい呼吸をしていれば、自然にチクビ45°Ⓡになっている
……『チクビ45°Ⓡ』が姿勢を正す

「やったー！」「マジで、チョー嬉しい！」など、嬉しくてバンザイしたり、喜びを爆発している時は、背筋がピーンとなっています。猫背で丸くなった状態で、喜びを表現している人は見たことはありません。

人は楽しい時や嬉しい時は、姿勢が真っすぐになり、背骨も伸びます。そして、「楽しー、楽しー♪」と息を吐いています。そうして笑ったり歌ったりしていると、自然と姿勢も血行も良くなります。

「身体を整える呼吸」を実践するための裏技を紹介します。

私は、患者さんにまっすぐな姿勢を促す時に「チクビ45°Ⓡ！」と言っています。乳首を四十五度上に向ける意識をするだけですが、結構な確率で皆さん背筋がスッと伸びて、頭の位置が良くなります。この状態は深くゆったり呼吸ができるようになるので、身体も整

います。

「丹田」を知らない小学生でも「乳首」や「ビーチク」は知っています。先日、地元の少年野球の試合を応援しにいった時、はじめは二点差で負けていて、子供たちが背中を丸めていたので、「チクビ上げろ〜」「ビーチク〜」と活を入れました。子供たちは「チクビ45°®」の裏技を知っていたので姿勢が良くなり、「試合を楽しもう！」という前向きな雰囲気となり、皆が声を出し始めた結果、なんと逆転してしまいました。

姿勢は「姿」に「勢い」と書きます。勢いのある姿とはポジティブを体現したもので、気持ちは前向きで明るい状態です。ですから何をやっても楽しむことができます。

4 息は自分の心。腹の底から笑っている時はたっぷり息を吐いている
……「ハ」を使って息を吐けば呼吸は整う

「息食動考」はピラミッド型で、その土台の底辺は「息」です。

身体を整えるために、まず深くたっぷり吐いてみます。行い方は簡単、「ハァーーー」と吐くだけです。「フーッ」ではなく「ハァーーー」と吐こうとすると自然に肚に力が入り、無駄な力みが取れて深い呼気になります。

「ハァーーー」と教えても、ほとんどの人は「フーッ」と吐きます。「フーッ」は圧がか

かるので長くたくさん吐けている気がするのですが、実はあまり吐けていなかったりします。「ハァーーー」と、とにかくたっぷり吐いてください。吐き切るとスゥー（吸う）っと勝手に空気が入ってきます。

スノーボードで、スキー場の上から下まで約八キロメートルをノンストップで腰を落としたまま滑るトレーニングがあるのですが、「フーッ！　フーッ！　フーッ！」と下まで降りた後、酸欠状態みたいになってクラッとしたことがあります。力み過ぎたのでしょう。このように長く吐こうとして喉を細く絞ってしまうと呼吸が苦しくなります。

笑っている時やリラックスした時など無意識に息を吐いている時は、理屈抜きに「ハ(ha)」です。

笑いは世界の共通コミュニケーションで、言葉を話さない赤ちゃんの笑い声は、国や人種が違っても大差ありません。また、「ハハハ」は英語圏に行っても「ha ha ha」。笑いは言語以前に、勝手に発せられます。

笑う時は肚の底から「ハハハ」と思い切り息を吐き、もっと大きく「ワッハッハー！」と大爆笑し、笑い疲れて「ハァー……」となります。落ち着いた頃には、身体の中はすっかり新鮮な空気に入れ替わって気持ちも軽くなっています。

5　車も人間も、排気が大事……吐くことは捨てること

息を吐くことと吸うこと、どちらを意識すべきか？　といえば、吐く方です。車もエンジンが止まらないようにするためには、排気ガスを出さなければなりません。息は、食や動と違って、生まれてからずっと無意識で行っています。呼吸が止まると死んでしまうので、寝ている間も続けています。つまり、息は最も重要な生命維持活動であり、その質を高めるのが息を吐くこと（排気）です。

人間は食べなくても三週間ぐらい、水なしでも七日間ぐらい生きられるようですが、息をしないで一週間生存することは不可能です。

医療の発達で、人間は脳が動かなくなっても心臓が動かなくなっても死にませんが、呼吸が止まると死にます。

車も呼吸も、まず古いものを捨てないことには新しいものは入ってきません。吐くことは捨てること。息もちゃんと吐けていれば、あとは勝手に吸えるものです。

6　息は吐かないと吸えない。動作と呼吸はセット
……実は、誰でも無意識に吐く力を利用している

肺活量検査では吐く力を測定します。

溺れた人が助かることを「息を吹き返す」と言い、お産の呼吸法は「ヒッ、ヒッ、フー」とずっと吐いています。

スポーツは試合中に「声出せー（息を吐けー）」と言うし、観客側も一生懸命声を出して（息を吐いて）応援します。

日常でも「ハァー」と吐きながら座り、「よっこらしょ」と言って、息を吐いて立ち上がります。

これはすべて息を吐こうと意識しているわけではなく、無意識にやっていることです。吸いながら立ったり座ったりはしません。動作と呼吸はセットです。そしてすべての動作は息を吐くことから始まるのです。

7　呼吸は心を映す鏡。呼吸が浅いから身体が硬くなる

……深い呼吸で心と身体をコントロール

呼吸は我々の生命活動の基本で、意識しなくても身体が自動的に行ってくれます。しかし、心臓の鼓動や腸の蠕動運動のように完全自動運転ではなく、自らの意志で深くゆっくり呼吸することで、心までコントロールすることが可能です。たっぷり吐くことでリラックスでき、心の安定を作り出します。

呼吸は心を映す鏡で、身心は一つなので「身」もまた「心」を映します。どんな呼吸をするか？　が身体の状態を左右します。吐くことは息の要で人生の一番の土台です。

不安や恐怖などで感情が高まったり、緊張したりすると身体がカチカチに硬くなります。呼吸が浅くなり、身体の中に新鮮な酸素を取り入れることができなくなってしまいます。

そんなときは「ハァーーー」と深くゆっくり吐いて、硬くなった体をゆるめてください。

8　O_2を吸ってCO_2を吐く。炭素を捨てるのが重要
……黒い静脈血が真っ赤な動脈血に変わる場所は肺

呼吸で重要なのは二酸化炭素を吐き出すことです。炭素（カーボン）の排出と言っても過言ではありません。

O_2を吸って、CO_2を吐く。化学記号でも明らかなように、吸った時にも吐いた時にも酸素があり、吐いた時に炭素（C：カーボン）がくっついて出ていきます。炭素は身体を動かした時の燃えカス（灰）で、酸欠状態になるのは身体の中の酸素量ではなく、二酸化炭素の量に関係してきます。

マラソンで、ゴール直後に倒れ込んだ選手がとてもつらそうに呼吸している様子をテレビで観たことはありますか？　息が苦しそうなのは、転んで倒れたことによって突然運動が止まったことが原因です。これにより、体内で生成された二酸化炭素を十分に排出できなくなり、息苦しくなったのです。直前まで心臓ポンプ、ふくらはぎポンプ、全身がフル活動して二酸化炭素を排出していたので、これは非常にしんどいわけです。だから、フィットネスジムのルームランナーでランニングコースを設定しても、後半の数分はウォーキングモードになっています。

さて、燃えカスをどこで捨てるかというと、「肺」で捨てることになります。静脈血が動脈血に取って替わる場所は、肺です。二酸化炭素をいっぱい含んでドロッとした黒い静脈血が、酸素をいっぱい含んでサラッとした真っ赤な動脈血になるのです。これは、お医者さんが赤と青に色分けして説明する図にもある通りです。

回収した炭素を肺で捨てて血液がきれいになり、酸素で満たされたあと再び身体中を巡る。つまり、呼吸が血液をきれいにしているのです。

こうして意識してみると、「息」というものの価値観が少し変わるのではないでしょうか。

食べた物から血液が作られていることは間違いありません。しかし、作った血液をきれいにしているのは呼吸だという結論には、患者さんたちも驚くようです。

ここで重要なのは、身体にいいものばかり食べている人だってガンになるということです。「これはまずい、あれは健康に悪い、それは身体にいいからＯＫ」などと極端に神経質になるのは、呼吸が浅いからです。また、「息を吐けば健康になるんでしょ」と「フーハーフーハー！」、眉間にしわを寄せて呼吸をする人も同じです。

息も思考も言葉もすべて繋がっていますから、どれか一つが悪ければ、結局全てが影響を受けるものなのです。

9　生きづらいのは、息が吐けていないから
……生きづらいとは、息がつらいこと

引きこもりや不登校の子供たちは、今の世の中が息苦しい、生きづらいと言います。「生きづらい」とは「息（が）つらい」という意味です。

「生きづらい」のは一種の酸欠状態です。これは「身体中に酸素が届いていない」ということではなく、二酸化炭素の排出が追いついていないということ。身体の中の燃えカスを上手く捨てきれていない。これが息苦しくなる要因です。身体に残ったままの燃えカスを捨てるには、たくさん吐くしかありません。

引きこもりや不登校の子供たちは、何かに対して不満があるので呼吸が浅くなっています。「チクビ45°®」で姿勢を正して、口から、深くたっぷり「ハァァァァーーーーーーー」と息を吐いてみましょう。

「息苦しい」も「生き苦しい」ということです。「腹が立つ」とは言いますが「腹苦しい」とは言いません。「脳が疲れた」とは言いますが、「脳苦しい」もやっぱり言わない。つまり「生きる」ということは「息をする」ことなのです。

10　言葉は自分に還ってくる。自分のためにも良い言葉を吐く
……良い言葉は良い呼吸から生まれる

言葉には「言霊《ことだま》」が宿っていますから、元気な言葉を発すれば元気に、幸せな言葉を発すれば幸せに、感謝の言葉を発すれば心が満たされます。

以前、会社でヘマをしてしまった患者さんが落ち込んでいました。その時に「『元気！　勇気！　笑顔!!』って言ってみな？　でかい声で本気で言ってみな？」と迫ったところ、患者さんは圧に押され、照れ笑いしながら何度も言ってくれました。

次の日訪れた時、「先生。もう大丈夫です。ほら、元気！　勇気！　笑顔!!」と言ってニッカーッと特大の笑顔を見せてくれました。

普段から自分のことばかりを気にかけ、自分にしか意識が向いていない人は呼吸が浅くなっています。「ガンにはなりたくねぇ」などと自分のことばかり心配し、焦りでいつも不安に駆られた悪い呼吸をしていると、結局ガンになったりします。

言葉は「言」の「葉っぱ」。発したあとは落ち葉となって自分に還ってきます。だから言葉は良いものを発する方がいいのです。言葉を吐くのは息、呼吸。良い言葉を吐けばいい呼吸になり、悪い言葉を吐けば悪い呼吸になります。

11 「万病一元血の汚れ」。呼吸が血液をきれいにする
……病は「気」からではなく「息」から

漢方医学に「万病一元、血の汚れ」という言葉があります。血液が滞ることで血が汚れて万病のもとになる、という考え方です。血流がスムーズであれば酸素供給ができ、二酸化炭素の排出もでき、栄養を運んで不要物の回収もスムーズです。細胞の活動を妨げることがなく、病気にもなりません。

流れ続ける川の水は常に新しく清らかですが、流れが滞ると澱んだ水は腐ってしまいます。それと同じで、血液が滞ることで血が汚れ、血流が悪いことで身体が冷え、冷えるがゆえに身体が硬くなります。

生命力あふれる赤ちゃんは文字通り血流が良いので、ポッポポッポと温かく、頬が赤いから「赤ちゃん」。冷えて硬くなるのは、赤ちゃんの真逆です。

自然界では、

温かい・柔らかい＝生

冷たい・硬い＝死

です。

温かい・柔らかい＝生の状態を維持するのが血流です。その血液をきれいにするのが呼吸です。

万病の大元はたった一元、それは血の汚れだと、昔の人の観察力による名言にもあるように、血液をきれいにしてくれる呼吸が結局は病気を予防することに繋がります。

コラム② 風邪を引いた時の対処法 その1

◆用意するもの

・キャベツ（まるごと）

・味噌

・白湯

キャベツは発熱時、寝込んでいる時に効果を発揮します。キャベツの葉一枚を、頭からかぶせます。キャベツは熱を吸ってくれます。しなしなになったら取り替えて、新しい一枚をかぶってください。寝ている時にかぶるのがおススメです。不思議な感じがしますが、気持ちよく眠れます。内粘膜・外粘膜ともに炎症を取る効果があります。

味噌は、酵素、ミネラル、アミノ酸、ビタミンなどを含んでいます。塩分補給の時は、味噌をなめると、胃腸に負担をかけません。腸の熱源でもあります。

白湯は内臓を温めてくれます。水分を補給する時は、冷水ではなく、熱湯でもなく、「ホゥーッ」とする温度の白湯を飲みます。ゴクゴク飲まずに少しずつ飲むのがポイントです。

【風邪には紅茶が効く？】

紅茶には、ウイルスを無害化する効果があります。緑茶よりカテキンが多く、殺菌作用が強いのが紅茶で、のどで少し止めてから飲むと効果的です。体内に侵入しているウイルスを無害化して、胃に運び胃酸で溶かしてもらいましょう。

【免疫力の上げ方】

免疫力を上げるのは腸の仕事です。腸内の乳酸菌が発熱して免疫力を上げます。腸内の温度が低いと免疫力が下がり、頭も熱を出して自らを守る必要が出てきます。だから、腸が発熱して免疫力が上がれば、頭の熱を出す必要がなくなります。

12　よく泣く赤ちゃんは、よく息を吐くから元気に育つ

……呼吸が血液をきれいにし、身体を整える

生きる源である呼吸が乱れていると不調になります。

病気になると病院で医師の治療を受けますが、頭痛や冷え性、肩こり、身体のだるさなどは病気ではないため（こういう状態を「未病」といいます）、検査をしても見つかりません。

どれだけつらいか訴えても、未病では「異常なし」と診断されます。お医者さんも「様子をみましょう」としか言いようがなく、まわりに相談しても「歳のせいでしょう」で片づけられてしまいます。

身体の不調が続くと心も病んできます。しかし本当は先に病んでしまったのは呼吸です。元気な状態に戻るためには、呼吸を意識することです。

「元気」な状態とは、人間が生まれながらに持っている「氣」の状態のことをいいます。「元気」は、「元」と「気」と書きますが、元気な状態は生まれたばかりの「赤ちゃん」のことです。

赤ちゃんは、オギャーオギャーと泣いて、息を吐いています。泣かない日はありません。

力の限り泣き叫び、全身で息をして生きています。

赤ちゃんにとって大きな声を出すことは呼吸器トレーニング。横隔膜をたくさん使いますから、寝たまま筋力トレーニングをしているようなものです。日々筋トレされる横隔膜で力強く呼吸を繰り返し、血液をきれいにしています。

大人も「元」赤ちゃんとしての「気」は枯れていませんから、良い呼吸をすればいつだって元気になれます。

13 お金と呼吸は気持ちよく出す

……お金を貯め込まない「本物のお金持ち」の思考と呼吸の類似点

現代人は自分の身体に日々いろんなものを取り入れようとします。健康のため、美容のためと言って数種類のサプリメントを摂取したり、自分へのご褒美、甘いものは別腹と言ってスイーツを食べたりします。「補給する」「摂取する」ことばかりに目が向いています。これと同じで、呼吸も「取り入れる」、つまり吸う方の意識が強くなってしまうものです。

お金も一緒です。大多数の人は入ってくる方が嬉しいと感じて、入れる方に一生懸命になっています。一方で、「本物」のお金持ちのように、使うときに喜びを感じる人たちが存在します。

お金は生き物だから巡るものです。川の流れと同じで、流れていることが健全で、ため込むと腐るだけです。流れを止めなければ新しい川の水が流れ込んできます。彼らが使うお金を「生き金」と言います。「世の中使ってなんぼ」です。

14 快便だから快食できる。呼吸もまず息を吐くことから

……インプットよりアウトプットが優先

患者さんの中には「あまり食べていないのに太るんです」と言う方もいますが、大体の場合は、単純にインプットに対してアウトプットが合っていないだけです。

人類の歴史からみると、太古の昔から人類は「飢え」に悩まされてきました。常に飢えていたため、身体に取り込んでストックする機能が発達しています。例えば、食べた物を吸収し、エネルギーに換える時、余ったエネルギーは脂肪として溜めておきます。もともと飢えている状態が常で、入ってくる食べ物も少なく、現代人のように太る余地がないのが普通でした。

人間の身体は「出す」ための器官もちゃんと備わっています。息をすることで身体の燃えカスである炭素を吐き出し、尿や便を排泄し、毛穴からは汗を出しています。出す能力

は生死にかかわる重要な機能ですから、毒をなめれば嘔吐し、腐ったものを食べれば下痢をします。決して弱くはない排出能力とセンサーを持っているのですが、それでも現代人は便秘になります。

その原因は、生存競争を繰り広げたこれまでの人類史には存在しなかった「飽食」にあります。飢餓に耐える仕組みがあったからこそ生き延びてきたものの、現代はその仕組みが役立つ出番がありません。飽食に対応する術を知らない身体は、簡単に便秘になってしまうのです。

現代人は、基本的に「出す」よりも「入れる」ことに熱心ですから、体内のヘドロやサビを出すために、食物繊維や便秘薬を「入れ」ています。呼吸も同じで、吐くことができないから息苦しくなり、もっと酸素が必要だと勘違いして呼吸が浅くなり、さらにたくさん吸おうとします。便も呼吸もまずは出す。出せる能力を弱らせ、薬や対処方法を試みてもイタチごっこですから、これでは身体は元気になりません。

人生最期の日から逆算して、自分が今、すべきことは何か？　そこに答えを出さずに自力で元気に生き抜く術はないのです。

15　息を吸おうと必死になるから、吸えない理由に気づけない
……得るは捨つるにあり

「得るは捨つるにあり」ということわざがあります。「吸うために吐く（＝呼吸）」、これはまさに得るために捨てることです。

落ち着いていればありえないことですが、焦りとはそういうものです。

呼吸も然り。落ち着いていれば何のことなく「吐く」ことから始められますが、焦燥感があると「吸う」ことに必死になってしまいます。意識して深くゆっくり吐いてみてください。

「ハァァァァーーーーーー」

と、たっぷり吐いて、体内の二酸化炭素をたくさん捨てます。何も意識しないで息を吸おうとすると、十分に吸えません。しかし、いったん吐いてから吸うと、楽にたくさん吸えます。この深くゆっくりとした呼吸（深呼吸）をすると、身体の緊張がほぐれます。深い「呼気」と「吸気」という順番通り、呼吸は吐くことから始めましょう。

16 息を吐くことでパフォーマンスを上げる

……身体にとっては試合や試験よりも「生存」が最優先

運動に勉強に最大効率を求めるにも「吐く」ことを意識します。繰り返し書いているように、酸素を取り込むにはまず息を吐きます。

大会本番や試験当日は、緊張で呼吸が浅くなってしまいがちです。そもそも身体に十分酸素が取り込めていない時は、身体も脳も思い通りに動きません。

身体にとって生存こそが最優先課題なので、呼吸が浅く酸素不足であれば、生命を維持するために無駄なエネルギーを使わないようにします。脳には考えることをさせないように、手足は無駄に動かさないように指令を出して、エネルギーを節約します。こうなると、頭がボーッとしたり、逆にイライラして、ちゃんと考えられなくなります。ひどい時は手足がつり、けいれんして動かせなくなることもあります。つまり、浅い呼吸で運動や勉強に取り組むのは、相当効率の悪いことなのです。

この生き延びるための機能は、試合中や試験中に関係なく自動的に作動してしまいます。こういう仕組みを知っていると、普段から良い息を吐こうと思うようになるだけでなく、いざという時に深く吐いて落ち着こうとするようになります。その結果、パフォーマンス向上に繋がります。

余談ですが、厳冬期の山では手足が凍傷になることがあります。しかし、手足より先に頭が凍傷になったとか、お腹が凍傷になったとか、そんな話は聞いたことはありません。手足が凍傷になっても内臓は凍傷になりません。内臓の凍傷イコール「死」だからです。生きるための本能センサーは、手足を犠牲にしてでも、内臓に血を送り続けます。

17 笑いは最強の呼吸法
……瞑想より効果的なのは笑うこと

近年、マインドフルネスや瞑想がブームになっていますが、もっと身近で簡単な方法があります。

それは、自分が心から楽しいと思えるものに出合うこと。例えば、落語やお芝居を観ることでも、スノーボードでも、農業、料理、野球、サッカー、水泳、釣り、スキューバダイビング……、どんな趣味でも結構です。友人とＢＢＱするのが楽しい人はそれでもいいですし、ソロキャンプが至福のひとときと考えている人はそれも良しです。

好きなことをして笑っている時は良い呼吸ができます。「アッハッハッハ」と声を出して笑うと自然と腹式呼吸になります。楽しいことがいっぱいある、充実した生活を送り、いっぱい笑い、楽しいことを考えて呼吸できたら最高です。

楽しいことを考えている人、笑っている人が浅い呼吸になることはありません。夢中になれることを楽しめば、自ずと生きる土台の地盤固めになっています。道に外れることもありません。

中には楽しいことが見つからない、面白くないから笑えない、という人もいるかもしれません。大丈夫、楽しいことは必ず見つかります。誰にもひとつは好きなことがあります。楽しそう、やってみたい、と思ったらすぐやってみましょう。自分に向いていないと気付いたら、やめましょう（笑）。とにかくやってみないと自分に向いているのか分かりません。

ちなみに、スノーボードは非日常というスリルが病みつきになりますので、やりたいことが見つからない人は、ぜひ一度スノーボードを試してみてください。

18 「楽しい！」という呼吸は最高の健康法
……真実は単純でシンプルだから楽しんだもの勝ち

スノーボードだろうが、ゴルフだろうが、楽しんでやったもの勝ちで、楽しまなければ良い呼吸はできません。

楽しいことをしている時は勝手に息を吐いています。心から笑っている時も、同様に息を吐いています。つまらなくて背中を丸めた浅い呼吸では笑えません。

要は楽しいことが見つかればそれでいいのです。

幸せとは、生涯を通じて情熱を注げる何かを持つことです。それが茶道であれ、温泉巡りであれ、何でもＯＫ。その活動を一生続けるための「楽しい！」という呼吸を忘れないでください。

患者さんの義理のお母さんは温泉好きですが、いつも烏の行水。十分も浸かればいい方でした。しかし、冷え性で年中寒がる性分なので、温泉くらいゆっくり浸かって欲しいのでどうすればいいか、と患者さんに聞かれ、「呼吸が浅いんだろうな」と原因究明したところ、ポカーンという顔をされました。

湯に浸かると水圧がかかります。普段から呼吸が弱く、浅めの人はますます息が吐けません。全身に血液を届ける血圧も弱くなるので、上半身ばかりに血液が回り、すぐのぼせてしまうのだと改めて説明し、「しゃべれば（吐けば）いいよ」とアドバイスしました。

そこで今度は、積極的に話してもらえるよう好きな話題を振ったところ、アハハと笑いながら露天風呂に三十分浸かっていたそうです。「あらー、もうこんな時間」と驚いて、のぼせることもなくスタスタと歩いていったとか。

好きなことのために健康でいたいという思いは、すでに健康維持に取り組んでいるようなもの。これでいいのです。真実は案外単純でシンプルなものだから、楽しんだもの勝ちです。

19 弱さは強さの栄養。自分の弱さを恐れると呼吸は浅くなる
……吐く息が肚を決め、心の強さとなる

プロは稼がなくては、と考えて息苦しくなります。競技だけに集中して息を吐けたら、純粋に自身のパフォーマンスを楽しめるかもしれませんが、お金が絡めば息も浅くなり、ちゃんと吐けなくなります。ここぞという時に身体が力んで失敗することもあるでしょう。プロのアスリートは、大きなプレッシャーを抱えてつらさを感じています。お金に目がくらんでいるわけではないのですが、プロという肩書である以上、稼げなくては認めてもらえない。こんなプレッシャーが常にあるのだと思います。

どの競技でも、プロもアマも、まずは息を吐くことから始めると上手くいきます。呼吸に集中し、心に錨を下ろして、今この時に集中できれば、後からついてきた結果には必ず納得できます。

勝負事ですから、勝者がいれば必ず敗者もいます。その時、負けてはならないというプ

レッシャーは自分の弱さを抹消しようとするかもしれません。しかし、弱さは強さの栄養。弱いから強くなろうとし、弱さと共に歩むから強いのです。自分の弱さを恐れる呼吸は浅くなり、肚が決まった強さは良い呼吸となります。

自分に納得できるためにも、ここ一番という場面でハァーーーっと息を吐けるようになって、大好きな競技を心から楽しんでほしいと思います。

20 その地で生きる呼吸が身体と心を作る

……地と血は同じ「ち」。自分（＝血）はその地の分身

これまで「息をすること」「生きること」について話をしてきました。

息は人生の土台、呼吸はまず吐く。

人生は息を吐くことに始まり、息を吸って終わる。

ここにもうひとつ追加するならば、「場所に合った呼吸で身体が変わる」ということです。

人間は自分のいる場所に合った呼吸をしています。シベリアではシベリアの呼吸、タヒチではタヒチの呼吸。無意識ながら我々は日本にいて日本の呼吸をしています。

その場所の空気は温度・湿度・水分などによって異なり、人類の身体は土地に合わせて

進化してきました。

例えば、寒い場所で生きる人達は冷たい空気から身を守るために鼻が高くなりました。体温を維持するために鼻の血管が収縮し鼻の穴は細くなり、それに合わせて鼻が高くなったのです。このおかげで冷たい空気を吸い込んでも鼻腔内の狭さで空気を温めやすくなり、命をつないできました。

逆に、熱帯地方などの暑い場所で生き延びてきた人達の鼻は横に広がりました。鼻腔内が広くなるとより多くの空気を通すことができ、温度と湿度を調節しやすいからです。

肌の色も環境に影響された結果です。太古の昔、生存競争により場所を追われた遠い祖先は、食べ物が満足に取れない寒い北の方へ向かいます。その地で生き延びるためには環境に順応していく必要がありました。そうしなければ、自然淘汰されていくからです。赤道近くで太陽を浴びていた頃は肌も瞳も黒かったのですが、寒い北の地で生きていくうちに、日照時間の短さによって肌は白く、目の色も青くなりました。

また、食糧事情が乏しい北の地において、人体に必要なビタミンDを合成するためには日光浴が必要だったため、より体が大きい個体が生き延びるようになり、結果的に背が高く身体の表面積が大きくなりました。

人類が現在のような環境の異なる場所で生きていけるのは、長い年月の中で環境に合わせて自分の身体を適合させていった祖先のおかげです。我々はその土地にあった呼吸をしており、「ち」とは地であり血でもあるのです。自分はその土地の分身、つまり「自」然の「分」身です。

コラム③ 氣血栄衛《きけつえいえ》はその地の野菜で摂る

氣血栄衛は東洋医学に関係した言葉です。氣は見えないもの、血は「地」で見えるものを示します。地（血）の氣を得るには、土は食べられないため野菜から摂るようにします。氣と血がピタリと合う状態が最も充実した健康体であり、「栄」えていることが最大の「衛《まもり》」になるという考え方です。

21 生まれてから死ぬまで続く呼吸の質が、人生を左右する
……人生が始まるのは「オギャー」と息を吐いた瞬間から

姿勢を正して質の良い呼吸をする。息を吐くことから始める。

日常の些細な心掛けですが、生まれてから死ぬまで続く呼吸の質は、人生を左右します。

息は人が生きるための原理原則の土台の底辺であり、疑う余地のない普遍の真理です。

呼吸は血液をきれいにする。

呼吸は心を作る。

無意識に行う呼吸が、実は身体にどれほど影響しているか計り知れません。

食事は一週間抜いても生きていられますが、呼吸が止まれば、すぐ死んでしまうことを忘れないでください。

食の章

食とは＝字の如く、人を良くする方法
食の極意は、咀嚼《そしゃく》である

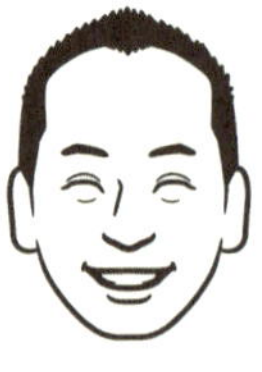

1　咀嚼とは、食べ物を噛んでしっかり唾液と混ぜて練り上げて、食べた物を血に変化させること
……体内でどんな血肉が作れるかは咀嚼にかかっている

「息食動考」の「食」は、「食べ方」を重視しています。

食べ方とは咀嚼のことです。肚に落とせるまで分解することが大切で、学びにも同じことが言えます。よく咀嚼して、よく含んで分解して、理解して肚に落ちることを「分かった」と言います。

咀嚼の考え方は「考えが甘い」「噛んで含んで教えたよ」など、味にたとえた思考の表現にも使います。食べることと思考能力はイコールなのです。

咀嚼された食べ物は食道へ流れていき、これ以降は自分の有意識が関与できなくなります。咀嚼物をどう処理するのかは、まったく自分では決められません。自分の意志でできることは、食べ物をよく噛み、口の中で細かく砕き、唾液と混ぜて練り上げる、これがすべてです。

十分に咀嚼すると、消化酵素によって食べ物が「良質の咀嚼物」に変わっていきます。胃の消化活動を活発にし、腸の吸収効率を上げ、排泄をスムーズにします。

柔らかいものを食べる食生活によって顎の骨が小さくなり、そこに昔と変わらない大きい歯が生えてくれれば、歯はキレイに並べずにでこぼこになります。また、咀嚼の低下は歯並びだけでなく、唾液の分泌が少なくなることで消化能力が低下し、虫歯にもなりやすいという悪循環を招きます。

コラム④　日本人の出っ歯にまつわる話

日本人がなぜ出っ歯になったのか？

この答えは仮説も含めていろいろとありますが、基本的には「環境適応」ということになります。

伊勢神宮の資料館の中に、江戸時代後半の日本人の人形がありますが、平均身長が男性一五〇センチ、女性一四〇センチとあります。現代の小学四年生レベルの体格です。いかに小さかったかを知ることができます。

逆に鶴岡八幡宮の資料館にある鎌倉時代の鎧や刀は、大谷選手レベルでないと扱えない大きさです。

体格も環境によって変化する訳です。

寒い国の人の身体は大きくなり、鼻は高くなり肌は白くなり、暑い国の人の身体は細くなり、鼻は平たくなり肌は黒くなります。

全ての動物は環境により変化するものです。

その中で歯は成長するのでなく、生え替わるわけです。身体の他の部位で、生え替わるものは体毛くらいで、他はありません。

そのために、骨格が小さくなっても、歯は遺伝子の記憶通りに大きく生えてくるので、顎の中に並び切らず、そのために乱杭歯《らんくいば》が増えているのです。

明治維新の時の日本の人口は三〇〇〇万人、それだけの人口を食べさせるために必要な食糧は、江戸時代の食糧生産力では生産量が極端には増えないので、食べる量を減らすことになり、少食が基本になります。

故に、日本人の身体は小さくなっていきます。

欧米人も同じように歯並びは悪くなってはいますが、歯列矯正が進んでいて目立ってないだけです。外国人にも、実は出っ歯や隙っ歯はたくさんいるのです。

日本人の出っ歯が目立つのは、戦争時のイメージ戦略も大きいのと、歯列矯正に一般人が興味を持ち始めたのが最近だからだけだと思います。

コラム⑤ 在道先生、ある日の風景 その1（文・しぜんや）

ある日、「具合の悪いときは、消化に悪いものを食べない方がいい」という常識を咀嚼力で覆す出来事がありました。

在道先生が数名の知人と温泉に行ったときのこと、一人は風呂上がりに冷水機の水を一気にゴクゴクと飲んでいました。その後、車でランチに向かった先はスープカレー屋さん。ところが、先ほど冷水をがぶ飲みした知人の様子が急変しました。車内で腹痛を訴えたかと思うと、みるみる顔色が悪くなりうずくまってしまいました。

カレー屋の駐車場に着いても、その知人は車から降りられず息も絶え絶えのひどい腹痛で、汗がにじんでいました。その原因を見抜いた在道先生は皆に「先に店に入ってていいよ」と指示し、腹痛を訴える知人と車内に残りました。

どうやら原因は冷水の一気飲み。空っぽの胃がびっくりして噴門をギュッと締め、胃酸を分泌し始めたことで起きた胃痛との見解でした。

数分後、在道先生が店内に入ってきました。「もう大丈夫だな」と言って涼しい顔で着席し、知人には「痛みが治まったら来いよって言っといた」とのこと。全員「無理だろうっ！」と思いましたが、さらに数分経つと知人が店内に入ってきました。

胃痛は本当に治まったようでしたが、恐る恐る着席。そこへ、なんとしっかり一人前のスープカレーが運ばれてきました。知人はびっくり仰天。在道先生は間髪入れず「大丈夫だから食え！　だけどちゃんと噛んで食えよ。普段からそういう胃の使い方してるからあんなことになるんだ」と活を入れ、「うまいね〜♪」と特大のスパイシーチキンカレーをバクバク食べ始めました。

知人はというと、胃痛がぶり返すのは怖いながらも、在道先生もああ言っているし、「とにかく味がなくなるまで噛んでみよう」ということになりました。在道先生以外の面々が、本当に大丈夫なのか？　という顔で知人のスープカレーチャレンジを見守る中、知人は愚直に、最後まで丁寧に咀嚼し続け、見事完食。その後再び胃痛に襲われることもありませんでした。

これには、その場にいた全員が咀嚼力を思い知る経験となりました。

2　「何を食べるか？」の前に「如何に食べるか？」
……食べ方を大事にすれば「食事」になる

①よく噛む
②姿勢を正す
③食事中は何も飲まない
④テレビを見ない（食事に集中するため）

よく噛むのは、食べ物と唾液をよく混ぜるためです。

姿勢を正すのは、内臓が働きやすいニュートラルな状態を保つためです。

食事中は飲んだり、食べ物を水で流し込んだりしてはいけません。「飲む」という漢字は、「食」を「欠く」と書きます。食事中は食べ物を噛む時間なので、唾液の消化酵素を薄めないためにも水は飲みません。

以前、唾液があまり出ず咀嚼力の低下している患者さんに、酢コンブを勧めました。口に入れれば自然に唾液の分泌を誘発するからです。

しかし、それでもその患者さんは唾液が出ませんでした。聞いてみると普段から早食いで、かき込んでは水分で流し込む、という食事をしていました。これでは唾液が出るわけがありません。身体は必要のないものを無駄に作らないからです。

その後、患者さんは「酢コンブをよく噛んで唾液を出す」という練習で無事分泌できるようになり、咀嚼力が飛躍的に上がったことで非常にスリムになりました。

テレビを見ないのは、食事に集中するためです。昭和世代は小学生の時に言われた方も多いのではないでしょうか。確かに注意力散漫でも食事はできます。しかし、身体は放り込めば堆肥を作ってくれるコンポストではありません。きちんと咀嚼する食事だけが良い血肉を作り、排泄を促します。

3　「人」を「良」くすると書いて「食」

……食べ方を基準に良い食べ物を摂る

人の身体は食べ物から作られています。「食」という漢字は「人」を「良く」すると書くように、「食べ方」を基準に良い食べ物を摂っていると身体が良くなり、悪い食べ物を摂っていると悪くなります。

また、「歯」と「噛む」という漢字は、「口」の中で「米」を「止める」と書きます。口の中に米を入れて、歯で細かくかみ砕く様子をとらえています。

人を良くする「食」には、良い食べ物を摂ることはもちろん、食べ物を血肉に変換する「咀嚼」も重要だということです。

4 自分の身体は自分が食べた物でできている
……どんな食べ物と出会って食べてきたかは、骨格をも変える

人は食べたものでできている（You are what you eat.）という有名な言葉があります。身体の細胞一つ一つは、毎日摂っている食べ物から栄養を得て作られているので、何を食べるかが重要です。その人がどの場所で生まれ育ち、どんな食べ物と出合って食べてきたかが、骨格まで変えてしまいます。

一般的に、人間はおよそ三歳までに「味覚」が決まり、その場所の食べ物を食べて、概ね十八歳までに骨格が完成します。つまり、外国人でも三歳まで和食を食べていると、和食が好きになり、「毎日噛む食べ物」が顔の骨格に影響を与え、食べたものによって身体が構築されます。

私の知り合いで、日本人ベビーシッターに育てられたアメリカ人青年がいます。両親ともアメリカ人ながら、幼少期は日本で過ごし、食事は日本人ベビーシッターが作っていました。

高齢の日本人女性が作る食事は当然和食です。そして毎日の会話は日本語でした。彼は、漬物とお茶漬けが大好きな青年に成長しました。

彼の口元付近の骨格は、整体師の目から見ると「どことなく日本風」に見えます。

コラム⑥　日本人の食と江戸煩《わずら》い

江戸時代以前と以降では食べ物が変わったのか？

それは「江戸時代から」ではなく、「江戸の庶民から」の話になります。

永い間、日本人のご飯といえば玄米が中心でした。今と違って白米は高貴な人しか食べることができませんでした。

それが江戸時代に入ると、物流ネットワークの進歩により、江戸の庶民の間でも白米が食べられるようになります（白米は玄米より消化されやすいため、腹持ちが悪いという理由で「一日三食」という習慣が生まれたとか）。

すると今度は、「江戸に行けば仕事があって白米が食べられる!」と思った人が、地方からどんどん集まってくるようになります(江戸の人口増加に関しては、その主な要因は白米だと言う学者もいるとか)。

地方からの流入により、にぎやかになっていく江戸でしたが、一方で地方から来る大名や侍の間では不思議なことが起こっていました。

江戸に来ると体調が悪くなったり、ひどい場合は寝込んでしまう者が続出したというのです。

さらに不思議なことは、故郷へ帰ればすっかり治ってしまうことでしたから、人々はこの症状を「江戸煩い」と呼ぶようになりました。

この白米食が庶民にも出来るようになって江戸庶民の顎が小さくなり始めたのですが、田舎の雑穀を食べている人達は小さくなってはいないのです。

いずれにせよ、人口が増え、白米食が増えたら病も増えた、ということですから、現代人には無視できない実話です。

コラム⑦　肉の歴史と日本人

食べ物は、その地域の食文化を作ります。

日本は江戸時代まで牛肉を食べる文化はありませんでした。明治に入り、欧米文化の到来とともに牛肉を食べるようになります。

大きな牛肉はブロックでの保存がベストです。これは酸化を防ぐことができるためで、肉食文化の海外では、ブロック保存が当たり前。そのため、牛肉を焼くにも煮込みをするにもブロックを小さく切り分けながら使っていました。

一方で、日本人は刺身のように新鮮な魚を味わう文化の持ち主。肉食文化到来の当時、「牛肉も当然鮮度が命！」ということで、新鮮なうちに食べようとしました。ところが牛肉というのは熟成が必要な肉です。ブロックの新鮮な牛肉など噛み切れたものではありませんでした。そうとは知らない日本人は薄くすれば食べられる？　と、できるだけ薄ーくスライスしてみました。それが今日のすき焼き・しゃぶしゃぶの始まりです。

目の前にあるものをどうやったら食べられるか？　その試行錯誤の結果が今の日本の食文化というわけです。

5 自分は自然の分身。「身土不二《しんどふじ》」のものを食べる
……人間の身体と人間が暮らす土地は一体だから、その地が育んだものを食べる

パンダは笹、コアラはユーカリを食べます。ユーカリには毒があり、コアラ以外の動物は食べようとしませんが、コアラは平気で食べています。

最長十メートル以上に成長する世界最大の魚類ジンベエザメは、動物プランクトンの一種である、小さな小さなオキアミを食べています。動物ごとに食べるものが違いますが、命をつなぐために他の動物が食べないものを食べることで生き延びてきました。

原始時代、我々の祖先はマンモスやクジラを捕まえると、約一カ月間はそればかり食べて命をつないでいました。自分たちが食べる量だけを狩猟・採取して、保存方法などを考えながら食べていました。

日本は南北に長く、海、山、里など表情豊かな自然が広がっているため、全国各地で地域に根差した多様な食べ物と食べ方があります。このように生き物にとって「食」とは、「身土不二《しんどふじ》」の食べ物、すなわち、四里四方のものを食べるのが本来の姿です。

身土不二とは仏教用語で「身と土、二つにあらず」。つまり人間の身体と人間が暮らす土地は一体で、切っても切れない関係にあるという意味です。現在では、身土不二という

言葉は、食の思想として「その土地のものを食べ、生活するのがよい」という意味で使われています。

大地は五穀豊穣を育むだけでなく「全ての命を育む力＝生産力」を蔵《ぞう》していることから、「（大）地」の「蔵」として、「お地蔵さま」と呼ばれています。生き物は皆、地の蔵が育んだ食べ物を食べて生きているのです。

コラム⑧　食べ物と動物の関係は、持ちつ持たれつ

毒キノコの紅天狗茸《べにてんぐだけ》は、エゾシカやニホンリスによって食べられる秋頃になると、毒が軽くなります。子孫繁栄のために胞子をシカやリスに運んでもらおうとして、彼らに対して毒を出さないようにするからです。

トリュフはメス豚が好きな匂いを出して、食べてもらいます。オスには分からない匂いで誘っています。

アカシアはハチに受粉してもらうために、アブには見えない色の花を咲かせます。ハチの身体の構造に合わせて受粉しやすくしているため、ハチが蜜を吸っていると花粉がピッと付くようになっています。

余談ですが、ラクダはアカシアの木を食べます。アカシアの木は、ラクダに食べられるとエチレンガスを出して近隣の仲間に非常事態を知らせ、それをキャッチしたアカシアは、自らは食べられないように葉っぱに渋いタンニンを送り込みます。自分たちが食われないと分かると、通常モードに戻ります。

6　十五分呼吸を我慢すると死んでしまう。一日空腹を我慢すると健康になる

……現代人にとっての食は諸刃。過ぎたるは及ばざるがごとし

今はいろんな場所へ自由に行けるため、自分の住んでいる場所だけでなく、その土地ならではの食材を楽しむことができます。日本にいながら地球の反対側にある国のチキンを食べることも可能です。大昔であれば、「何を食べるか?」は「その土地」での出合いでしかありません。生えている植物、生っている実、獲った獲物。これらに出合って自力で獲得できたものが食べ物の全てでした。

普段から趣味嗜好で食べ物を選んでいる現代人でも、不調な時くらいは「今、何を食べたいのか?」を身体に聞いてみましょう。案外何も食べたくないかもしれません。

そもそも、身体が不調な時は回復を優先するので食欲が出ないのです。大昔からずっと

空腹の方が慣れているので、一日食べないくらいはどうってことありません。

「食」とは人を良くすることですから、趣味嗜好ではなく、どんな食べ物と出合ってそれをどうやって自分の身体にするのか、と考えてみることは食の第一歩です。「空腹」という時間を大事にし、趣味嗜好は息抜きとして楽しむことをおすすめします。

7　動物は食べたものを血肉に変えるシステムを持っている
……咀嚼と内臓力で血肉を作る

自然界では、その土地でとれたもので身体を作ることができて、その土地の環境に適応できた個体だけが生き残ります。咀嚼力の次に重要なのは、食べたものを血肉に変える「内臓力」です。

食べ物をよく咀嚼して、消化しやすいように身体の中に取り入れた後、内臓力は食べたものを血肉に変え、身体を動かしてくれます。与えられた場所で健康に生き抜くためには、良いものをどれだけ食べるかではなく、少ない食料でも栄養の乏しい食べ物でも、それを血肉に変換できる能力が求められています。

肉や魚をあまり食べなくても、筋肉が発達している人はいますが、肉や魚の代わりにプロテインを飲んでいるわけでもなさそうです。筋肉を発達させたのは、その人の咀嚼力と内臓力がそうさせたのです。しっかり咀嚼して身体の中に取り込むことで、内臓が身体を内側から整えてくれます。

内臓を整えるためには、咀嚼が肝心です。食べ物を身体の一部に変換するには分解しなければなりませんが、十分な咀嚼が前提にあってこそ、血肉に変えることができます。十分に咀嚼して、胃や腸で消化・吸収しやすくすることで、本来の内臓力を最大限に発揮させ、効率よく吸収できるようになります。

8　内臓は冷やさないのが基本。生きているということは、温かいということ
……冷たいものを食べて夏バテはするが、温かいものを食べて冬バテはしない

内臓が冷えると身体が動かなくなります。「温かい＝生きる、冷たい＝死ぬ」が自然界では原則です。どれだけ暑くても、冷やすのは基本的に身体の表面だけにしておきましょう。

野生動物は水浴びをしますが、雪解け水をガブ飲みすることはありません。のどが渇いてもペロペロと水を舐める程度で、一気飲みすることはしません。それが自然の姿で、身体は冷たい水をガブ飲みすることに対応していないのです。

タイやベトナムなど東南アジアの人々は常温の水や白湯を好みます。今でこそ、冷たい

飲み物も飲むようになりましたが、高温多湿な環境で冷たい水を飲むと身体の温度調節が難しくなることを知っているからです。

内臓を守るためには冷たい水は飲まない、飲むとしたら動物たちのように少しずつです。確かに仕事終わりのビールはうまいですが、内臓を冷やし続ければ夏バテするのも事実。温かいものを食べても冬バテはしないのです。

人間の身体は臓器の働きを保つために、常に発熱し続け体温を一定に保っています。それを忘れずに、「涼」を楽しんでください。

コラム⑨　危険察知センサーの腎臓と修復担当の副腎

太古の昔、人間の祖先がまだ四つ足動物だった頃、背中が表（日の当たる側）だったため、腎臓は本来、敵が来た、逃げろ、などと危険を察知するセンサーの役割を果たしていました。

猫を後ろから捕まえようとすると、見えない背中で危険を察知してスッと逃げられてしまいます。野生動物にとって、腎臓は今でも本来の役割を果たしています。人間の腎臓は風邪のウイルスが入ってきた時には腎臓のセンサーが働き、背中（腎臓）がゾクゾクッとします。

野生動物に比べると危険センサーがやや怠慢気味の人間の腎臓ですが、冷たい水を浴びせると刺激で発動し、「何？　どこか壊れてる？」となって、副腎から副腎皮質ホルモンという修復ホルモンを出して、身体の中を修復してくれます。サウナの温冷浴はこの副腎皮質ホルモンを誘発するための方法です。

サウナで身体の中を十分温めた後、水風呂で一気に身体の表面を冷やします。呼吸を使ってじっくりこの温→冷を三回繰り返すと（塩分・水分の補給も忘れずに）、最後は水風呂で終わることになります。上手くいくと風呂上がりは汗がダラダラと流れずにスッキリ、身体の中はジンジン、ぽかぽかになります。そのタイミングですぐ寝てしまえば、最高の疲労回復になります。

9　水分の「補給」と「飲む」は違う。ガーッと飲めばダーッと出てしまう

……夏の熱中症予防に「キュウリと味噌」は最強コンビ

のどが渇いて、水を一気飲みするとお腹がチャポチャポになります。「チャポチャポ」と音がする理由は、水を吸収しきれていないからです。吸収できていないので、のどの渇

きも癒えることはありません。

夏バテ、熱中症にはキュウリと味噌がおススメです。キュウリは九十五パーセント以上が水分で、咀嚼とセットで食べるため、キュウリをポリポリかじっても、胃がチャポチャポになりません。

キュウリは「食べる水分補給」として水よりも体への浸透率が良いのも特長です。

以前、日本代表のカヌー選手に身体の使い方を教えていた際、ある選手が川で練習中に筋肉がつってしまいました。私はすぐに常備していたキュウリと味噌を選手の口に放り込んだところ、すぐに回復して練習を再開することができたので、本人にとても驚かれたことがあります。

10　腸の長さは環境に合わせて様々に変わる
……生存本能は例外を生む

草食動物、肉食動物、人間の消化器官の長さ及び大きさは、環境によって変わります。学説はたくさんありますが、私はこの説を前提に考えています。

従来の説では、肉食動物の腸の長さは体長の二倍、草食動物は体長の七倍あり、肉を食べて血肉に変えるライオンの消化・吸収は早いので腸も短く、一方、草食動物は草を食べて血肉を作らねばならず、消化吸収に時間がかかるため、長い腸を持っていると言われていました。

また、同じ肉食動物の中でも、完全肉食の猫は体温が上げられないので寒がるし、犬は臼歯も持っていて、口で「ハアハア」と呼吸して体温調節できるため、寒さに強いとされていました。しかし、それでは雪豹《ユキヒョウ》や白虎《ホワイトタイガー》が雪の中にいる説明が付きません。

腸の長さも同様で、それぞれの個体を検討していくと、目安にしかならないくらい例外だらけになってきます。

腸の長さや体温は環境によって適応します。肉食動物も草食動物も、体温の高い個体もいれば、低い個体もいます。

人間でも、イギリスに移住したインド人はとても寒がりますが、その子供は寒さに順応していきます。しかし肌の色に変化はありません。孫の頃には寒さの影響はなくなり、少ない太陽の紫外線からもビタミンDの合成を上手にできるようになりますが、やはり肌が真っ白になることはありません。

つまり、全ての生き物は環境への適応能力があり、人間も動物も環境に適応できたものだけが生き残り、その子孫もそのまた子孫も……と環境へ適応していくので、決まった形や大きさなどはないのです。

コラム⑩　すべての生き物は環境への適応力がある

自然界で生きる動物の体格や特徴は自然淘汰が関係しています。例えばシマウマのように群れて生きる動物には、極端に大きかったり小さかったりする個体はいません。いないというよりその環境に合った個体だけが生き残り、似たような体格だけが残るということです。

こうして自然淘汰は種の体格や特徴を形成します。

人間は自然界から離れて暮らしているので、体格の差は地域や環境に左右されず、もはや「個性」です。体表面積が大きくなくても日照時間の少ない土地で生きていけますし、肌が白くても赤道近辺で強い日差しを避けて生活することは可能です。

野生動物も人間も、あらゆる動物がどこで生活しようと、内臓の働きを守ることは必須です。内臓も筋肉である以上、かけるべき負荷をかけ（変な表現ですが）使い続けて衰えさせないことが、自力で生きる上で非常に重要です。

11　空腹状態でパフォーマンスは向上する
……身体の最優先事項はとにかく生き延びること

本来、人間は空腹の方が集中力・パフォーマンスともに上がります。空腹だと腹が減って動けなくなると思ってしまいがちですが、そうではありません。

戦後の国民的スターだったプロレスラー力道山は、世界選手権の時は前の晩から断食をしていました。試合当日も、朝食も昼食も何も食べずにリングに上がっていて、理由を聞かれた力道山は「食べたら力が出ない」と答えたそうです。

基本的に運動する前に食事を摂るべきではありません。身体の最優先事項は常に生き延びることなので、食べた後は、時間のかかる消化に集中したいのです。消化・吸収して血肉に変えようとしているところへ運動を始めると、筋肉にも血を送らなくてはなりません。

消化が中断された胃は不完全燃焼のまま動きを止め、筋肉に送られた血液も十分ではないので、パフォーマンスも向上しません。食べてすぐ運動をしても良いことが一つもないのは明らかです。

しかし、多くの人が食べないと力が出ないと思っています。大切な試合の前日、腹が減っては戦はできぬ、といってたくさん食べるのは身体にとって逆効果です。高校・大学受験の時、ゲン担ぎで試験当日の朝に「かつ丼」を食べるのも同様です。

とはいえ、思い込みの力で試合に勝つこともあれば、担いだゲンのおかげで上手くいくこともあるでしょう。であれば、食べずに本番に臨めばもっと実力を発揮できるということになりそうです。

12 内臓のトレーニングは咀嚼

……内臓という筋肉は、日々の食べ方次第で強くも弱くもなる

内臓も筋肉なので筋トレができます。内臓にとっての筋トレはまず咀嚼です。よく咀嚼して、よく含んで、分解することで、それぞれの器官に一〇〇パーセント仕事をさせることができます。元気な内臓を維持するためには、咀嚼と内臓力が欠かせません。咀嚼によって内臓の消化・吸収を促すことが内臓の筋トレなのです。

さらに、内臓の仕事効率を向上するには環境作りも大切ですが、内臓力を高める環境作りは姿勢を正すことです。姿勢を正すことで血流を妨げずに内臓が働きやすい環境を整えます。そして呼吸で血液をきれいにし、ウォーキングなどの運動によって身体を動かし、内臓に血を巡らせることでどんどん鍛えられます。姿勢に関しては、「動」の章で詳しく

紹介します。

13 食べたものが「人」を「良く」するかは心の在り方次第
……食べ物そのものは毒にも栄養にもなる

昨今は健康ブームですが、「食物繊維を摂らなくては！」「タンパク質は必須」などと囚われ過ぎないようにしてください。

「健康のために嫌々食べる」「嫌いだけど我慢して食べる」。こんな気持ちで摂る食事など、健康食品であれ本末転倒です。心が受け付けないものは身体だって受け付けません。「こんなに気を使っているのになぜ病気になるんだ」と浅い呼吸でイライラするなら、食べた物が「人」を「良」くできなかった証拠です。

一方で、「酒が美味いな～」「あぁ今日も本当に美味しい」と、毎晩晩酌を楽しむ穏やかなガン患者さんもいます。心の在り方ひとつで食べ物は毒にも栄養にもなります。

とはいえ、お菓子やジャンクフードばかりを食べていると本当に必要なものがなんだか分からなくなってしまいます。

そういう時はまず空腹状態になって、身体から老廃物を抜きます。空腹に慣れていない断食は一日であろうと最初はつらいです。しかし、将来もっとつらい病気になるくらいなら、今空腹を我慢した方がマシです。ついでに内臓の健康が手に入るのですから、本来こんなに身体に良いことはありません。

行動の果てに見える着地点をしっかり見据えることができれば、今すべきことが苦ではなく希望に変わります。

コラム⑪ やまいだれ（疒）に口三つ、いろんな品を山のように食べるとなる病気

心臓がガンにならないことは、二〇〇〇年前の本にも書いてあります。

癌《がん》の漢字は、やまいだれ（疒）の中に、「口三つ（品）」と「山」で成り立っています。つまり、「口三つ分もいろんな品を山のように食べるとなる病気」という意味です。

現代では食べ過ぎることは誰でもありますが、二〇〇〇年前の食事は異なります。太古の昔に食べ過ぎることができる人は限られていました。そういう人たちに限って病気になる、そんな様子がこの漢字から窺えます。

食べ過ぎれば病気になる＝「ガン」。二〇〇〇年前の人は食べ過ぎでガンになることを知っていたようです。

ちなみに、現在の死因のトップはガンですが、昭和三十年までのトップは結核でした。

14 血液の集合と解散で内臓を活発にする
……食前・食後に血流を促す食の知恵

胃は、ストレスで炎症を起こすようなデリケートな臓器です。刺激に対して敏感な胃の性質を利用したのが食前酒や炭酸水、食後の濃いコーヒーです。食前酒や炭酸水などを飲むと、刺激に反応して血が集まってくるので血行が良くなり、胃の働きを促進します。実は普段何気なく触れている世界の食文化には、そういう知恵が活かされているのです。食事のために、わざわざ胃に血を集めようとするのですから、昔の人の「食」に対する意識の高さが窺えます。

起床後、空っぽの胃に味噌と白湯を送ると、全身に血液を巡らせつつ、塩分・水分の補給になります。味噌の摂り方・効能についてはこの章で後述しますが、血流を促す効果について少し説明すると、よく咀嚼した味噌と白湯が胃に送られてくると、「なんだ、なんだ」と血が集まってきます。しかし「張り切るほどの消化物じゃない」ということが判明すると、血は戻っていきます。結果として、この血液の集合・解散が全身の血流を促してくれています。

ちなみに、食後すぐ動いた時に横っ腹が痛くなった経験があると思いますが、これは消化と運動を同時進行しようとして、血が足りなくなった合図です。血液貯蔵庫である脾臓が血を絞り出そうとするので、左の横っ腹がギューッと痛くなります。それでも足りなければ、今度は肝臓が頑張って血を絞り出そうとするので、右の横っ腹がギューッと痛くなります。

15 住んでいる場所に近い旬のものを食べる

……四里四方に病なし

「まごは（わ）やさしい」は和食の基本食材の頭文字を語呂合わせにした造語です。健康的な食生活が送れるといわれる昔からある言葉です。

世間では七種類の食材をまんべんなく取り入れるとよいともいわれていますが、ここでは「身土不二」と「四里四方に病なし」を基準に例を挙げてみましょう。

・「ま」＝まめ（自分の住んでいるところに近い豆。産直や道の駅に行けば分かる）

・「ご」＝ごま（今や希少な国産ですが……自分の住んでいるところに近いごま）
・「わ」＝わかめ（旬のもの。といっても生わかめは難しいでしょうから乾燥わかめ）
・「や」＝野菜（旬のもの。住んでいるところに近い野菜）
・「さ」＝魚（近海の旬のもの。締めてすぐ食べられるもの）
・「し」＝しいたけ（旬のもの。住んでいるところに近いきのこ）
・「い」＝いも（旬のもの。住んでいるところに近いいも）

要するに、「この食材」というものはなく、生きている場所によって摂るものは変わります。住んでいるところに近い旬のものを食べる、これが私の「まごは（わ）やさしい」です。

16 最初の咀嚼が最後のチャンス
……消化・吸収・排泄は一方通行

健康を考えた時、「何を食べるか？」に気をとられがちですが、不要なものを身体の外に出す「排泄力」も重要です。

以前、知人が急に体調を崩して病院に搬送されたことがあります。原因は「便秘」でした。この人は、排便は週に一回程度が通常だったので、急な腹痛の原因がまさか便秘だとは思わずに救急車を呼んだそうです。

排泄力、つまり、「出す」力には「咀嚼」も関係してきます。食べ物は、口から肛門までの一本の管を通ります。そしてその間に咀嚼↓消化↓吸収を経て、不要物・未消化物は身体の外に出されます。

消化・吸収は内臓が勝手に行ってくれるので、飲み込んだ後はいわば、内臓の自動運転となります。そのため、自分で意識的に行えるのは「咀嚼」だけ。全自動洗濯機に服を入れるタイミングと一緒で、口の中で噛み砕いた後は、お任せ状態です。

洗濯の際、ポケットの中をチェックしたり、色柄物を分けたりして、注意して洗濯機に服を入れる人は多いと思いますが、食べ物を身体に入れる時はあまり気にしていません。しっかり咀嚼しているか？　チェックをしてみてください。どちらも最初が肝心で、自分でコントロールできるラストチャンスです。

17 咀嚼は自力、その後の処理は自動運転
……内臓が働きやすい環境を整える

一日に食べる量を思い浮かべてください。結構な量になると思いませんか。我々はあれだけの量を細い消化管の中にギュウギュウ押し込んで消化しています。咀嚼でドロドロになり、流れはずいぶん良くなったものの、「咀嚼から先は自動運転だから後はよろしく」とは、考えてみるとずいぶんな話です。これを腸の蠕動運動だけに頼ろうとは、我々はなかなか手厳しい宿主かもしれません。

とはいえ、全くの丸投げではありません。我々には「内臓が働きやすい環境を整える」という仕事が残っています。その仕事とは、「動く・歩く」ことです。

大昔の人間は、走って獲物を追いかけ、ダッシュして敵から逃げることが生きる条件でした。内臓は、我々が「動く物」、つまり動物であるということを前提に進化してきたのです。

今では一日全く歩かないことも珍しくありませんが、大昔であれば「息をすること」と同じくらい「動く・歩く」が生きるための標準動作でした。内臓はいまだに運動なしでは本領を発揮できないのです。つまり、現代人にとってまさに「運動は身体に良い」という

ことになります。

18　足りない栄養素を調べるより、内臓力を磨く
……人類はもっと足りない時代を生き抜いてきた

二〇二一年ごろから、二、三十代の女性の間でタンパク質を摂ることが流行しています。この本を執筆している二〇二三年時点でも、スーパーやドラッグストアには可愛らしいパッケージのプロテインが並んでいます。

「タンパク質を摂るために、プロテイン飲んでるよ」
「コンビニのチキンサラダが私のプロテインなの」
「タンパク質をしっかり摂りなさいってお医者さんに言われた」
と言っているのを初めて聞いた時、ムキムキマッチョではない普通の女性が「プロテイン」を「リポビタン」的ニュアンスで話すので、ちょっとびっくりしました。

タンパク質を摂ることは確かに大切ですが、摂ったタンパク質を血肉に変えるには「内臓力」が重要なのです。

食糧難の時代にガリガリにやせた人ならまだしも、現代人の場合はタンパク質の心配をするより、咀嚼・消化・吸収などの内臓力を鍛える方が重要です。

内臓力は一生ものですから、しっかり使い続けていきましょう。

19　血液も、汗も涙もしょっぱい。人は塩に生かされている
……身体は塩分を欲している

人間の体内はしょっぱいもので満たされています。血液はしょっぱいですし、血液を原料に作られる汗や涙だって当然しょっぱい。点滴をする際は生理食塩水を使います。しょっぱいのが普通なので、極端な塩分不足は生命の危機に陥ります。

江戸時代にはそれを逆手に取った「塩抜きの刑」がありました。塩抜きの刑とは、罪人の食事から一切の塩分を抜く拷問で、自白を強要する手段として用いられていました。塩を抜いた食事を続けていると気力も体力も落ちて、すべてがどうでもよくなってしまい、次々と自白していったそうです。人間は塩を使って細胞内で発電し、その電気信号で身体を動かしています。つまり、塩がなくなると身体も脳も、動かなくなってしまいます。

現代人は「減塩」が推奨されていますが、体内の塩が必要量を下回ると、体力も思考力も低下します。これは食が整わない現代人の生活に根本原因があります。食べる物（旬四里四方）、食べる量（八分目）、食べるタイミング（腹が減った時）、そして咀嚼と内臓力。これらが整えば、塩も病も恐れずに済みます。無気力な人間が増えているのは、現代

人が自らを「塩抜きの刑」に処しているようなものです。

20　身体は塩の必要性を知っている
……自然海塩を使った味噌で塩分補給

夏に塩分が不足して身体がだるくなると、脳は生命の危機を感じ、無駄に動かないよう、さらに身体をだるくさせます。生きてねぐらに帰るために体力を温存しようとするからです。

この時、脳に緊急モードを解除させる方法が「塩分を摂ること」です。ここで言う「塩分」とは、精製食塩（NaCl）ではなく、自然海塩です。しかし、直接塩を舐めると刺激が強すぎて、胃を荒らしてしまいます。胃に負担をかけずに塩分を摂る方法が、味噌（自然海塩で作られた味噌）を舐めることです。

味噌は麹菌のおかげで胃を荒らさずに塩分補給ができ、加えて酵素・ミネラル・アミノ酸まで摂れます。よく動いた日の晩は、寝る前に味噌を舐めると足がつりません。

味噌を摂る時のポイントは、よく噛んで唾液と混ぜ、口の中でゆっくり溶かしながらしょっぱさを感じることです。こうすることで脳に素早く生命の危機を脱したことを知らせることができます。味噌を溶かしきった後は、ゆっくり水を飲みます。噛んで飲むくらい、チビチビ飲みます。一気に飲んでも一気に出てしまうだけですから、チビチビたくさん飲むのは水分補給のポイントです。

味噌は一日どれくらい舐めるとよいのか？　どうぞ好きなだけ舐めてください。

塩分は生命にかかわるものですから、どれくらい必要かは身体に聞くのが一番です。成人で一日七・五グラムが塩分の目安と世間では言いますが、二十代の力士から九十代のご隠居までひとくくりに「一日七・五グラム」は無理があると思います。

以前、春スノーボード中、身体の調子が悪くなり、塩分不足を疑って味噌を舐めたところ、全然しょっぱくありませんでした。完全な塩分不足ですから「しょっぱ！」と感じるまでゆっくり舐め続けていると、しばらくして身体の調子が良くなり、その後も楽しく滑りきることができました。

いずれにせよ、塩分補給を目的とするならば摂取するのは「精製塩」ではなく「自然海塩」でできた味噌をおススメします。自然界の塩というのは食べ過ぎることができません。ちゃんと身体が限界値を知っているので、不要な分は身体の外に出されます。海水と血液の成分が酷似しているのは、何よりも説得力のある事実といえるでしょう。

21 「毎日、味噌をひと舐め」は誰がやっても健康になる

……味噌は日本の風土と人の知恵が生んだ最高傑作

生存することが最優先の脳と身体は、「生命が危機的状況ではない」という条件が満たされないと、全力を出しません。だから一日中身体を動かす時は、塩分と水分を常備しておくと良いです。塩分は味噌で補います。

様々な味噌が売られていますが、選ぶポイントは、

・発酵を止めていない
・自然海塩を使っている
・国産原料

味噌は密封容器に入れたり、パック入り味噌を用意したりすれば、持ち運びしやすいです。味噌は常温で保存ができて、消費期限もないに等しい発酵食品です。私は毎日、直接容器から舐めた後に蓋をしていますが、カビが生えてきたことはありません。もし味噌がカビたら、その部分を取り除けばいいだけです。味噌はそれほどタフな食品です。

味噌は常在菌を使って生存環境を整えています。常温のまま「味噌が味噌でいられる」のは雑菌が侵入できない、もしくは侵入しても死滅してしまうということを意味しています。

人間の身体も「常在菌」に生かされています。有害な細菌が身体の中に侵入するのを阻止する門番ともいえる存在です。味噌の生命力は菌の力なのです。

22 完全に塩分を絶つと、大切さに気が付く
……水だけで過ごす断食は過酷な修行

断食は釈迦の時代から存在する修行の一つです。今は短期断食をファスティングと呼んで、定期的に取り組む人も増えています。断食の方法も千差万別で、千葉県の成田山新勝寺に伝わる断食修行は、水だけで行うストイックなものです。二宮尊徳、水戸光圀、市川團十郎など、歴史上の偉人たちも挑戦したことで知られています。

知り合いの体験談を紹介します。あくまで個人の感想なので、他の人が体験すると異なるかもしれませんが、塩抜きで数日間過ごすと、身心に明らかな変化が起きるようです。

彼女は、二日目ぐらいから足元がおぼつかなくなり、身体を動かすことがしんどくなりました。身体が寒くて重くなり、階段は呼吸がつらく、上りも下りも非常に時間がかかり

ます。意識は朦朧《もうろう》となり、ボーッとする時間が増えてきて、気が付くと池のカメを一時間くらい眺めていたそうです。

最終日前日には、呂律《ろれつ》も回らなくなり、話すことも歩くことも困難になりました。全てがどうでもよくなってきた感じがして思考が止まり、何も考えられなくなったといいます。

最終日の朝、久しぶりの補食（断食明けの消化にやさしい食）は重湯と梅干。味覚が鋭くなっていたためか、梅干が異常なくらい酸っぱく、唾液がダラダラと止まらなかったそうです。重湯は固形物ではありませんが、断食明けの内臓はそれでもびっくりしているようだったので、慎重によく噛んで胃に流しました。薄味なはずなのにものすごく美味しく感じましたが、量はあまり食べられませんでした。

食べた後は身体が少し動くようになり、意識もはっきりして話せるようになりました。電車で無事帰宅した後、甘酒を飲んだところ、噛まずに飲んだため、あっという間にめまいでダウン。塩抜き断食は身体を知る貴重な体験となった、と話しています。

23　休肝日ならぬ休消化日は、すべての臓器の修復日
……日常で健康的に断食する！　～身体を整える「整体断食」～

私は、それほど過酷ではなく取り組みやすい「整体断食」を考案しました。

試しに周りの人にやってもらうと好評で、断食中にスノーボードをしても疲れません。意識もはっきりして歩くことも可能なので、今回初めてお披露目します。

◇整体断食に用意するもの（一回分）
・青汁（できれば冷凍）一杯と塩（精製塩NaClではないもの）一つまみ
・たくあん（できれば砂糖無添加でウコン入り）二切れ
・味噌（八十二ページを参照）小さじ一杯
・日本茶

◇断食の方法
①朝六時、昼十二時、夜十八時に、青汁一杯に塩を一つまみ入れて噛みながら飲む。
まず、食物繊維を腸に届け、乳酸菌に活動してもらうための足場を作ります。冷凍青汁は、酵素も一緒に摂れて一石二鳥です。塩は塩分補給として、良い塩（おススメは東京都青ヶ島産「ひんぎゃの塩」）を選んでミネラルも摂ります。

②たくあん二切れをしっかり噛んで食べる。
乳酸菌を腸に送ります。たくあんの黄色の色素成分であるウコンは、胃酸から乳酸菌を

守ってくれるので、乳酸菌を生きたまま腸に届けることが可能です。たくあんは発酵食品なので、乳酸菌と酵素を含んでいます。

善玉菌となる菌は一匹でも生きて届けば、じゃんじゃん増えるので、そのための足場が青汁の食物繊維になっています。腸内環境は悪玉六に対して善玉四の割合が最適です。善玉菌がやや劣性くらいのほうが頑張れます。漬物は、酵素をいかに長期保存するかという智恵の結晶です。

③味噌を舐めた後、日本茶を飲む。

小さじ山盛り一杯分の味噌をよく噛んで唾液と混ぜ、口の中でゆっくり溶かしながら食べます。味噌を食べきった後は、大きな湯呑みで日本茶をゆっくり一杯飲みます。カテキンとビタミンCを腸に送り込むのが目的で、乳酸菌が正しく働けるよう腸内環境を整えます。

緑茶のカテキンとビタミンCは増えた乳酸菌を助け、効率よく働かせるのが役目です。カテキンは、抗酸化作用、乳酸菌・ビフィズス菌の増殖促進、有害菌に対する殺菌作用があります。ビタミンCも抗酸化作用があります。さらに、乳酸菌のエサとなり、ビタミンB群などの合成を助ける働きをします。

④それ以外の時は運動して水を飲む。
ゴロゴロしていてはもったいない。短時間でも構わないので歩いてください。前述の成田山断食体験者は、この断食中、朝・昼・夕方歩きに行ったそうですが、成田山断食と違い、塩分があるだけで身体が軽く、ラクに動けたと驚いていました。

⑤断食する日数を決める。
自分の目的に合わせて日数を決めてください。一日だけでもいいし、自分の身体と相談して決めるのが、あるべき姿だと思います。

24　空腹の時間＝体内を修復する時間
……食べたいものを食べたい時に食べている現代人は身体の修復時間がない

太古の人類は、歩いて食べ物を採取し、走って狩りをすることが必須で、自分で摂って食べるしかありませんでした。

現代ではお金を出せば食べ物が手に入りますが、太古は知恵と強さがあるほど餌にありつける確率が上がります。現代人はお腹が減ってなくても、三食しっかり食べようとします。

太古の人類は食べたくても食べられない時があります。現代人と異なり、太古の人類は「食」の選択肢を持っていません。身の回り（四里四方・身土不二）にあるものを食べ、血肉に変えることができる個体だけしか、生き残れない世界だったのです。

本来、空腹時に働くシステム（身体の中の修復作業）が人間の身体に備わっているのですが、空腹時がない現代人はそのシステムが使えないでいます。身体の中の修復作業とは、消化・吸収に使われていたエネルギーが身体の修復や疲労回復などに回されることを言います。

現代人は常に内臓を消化と吸収に使うので、修復する暇がありません。さらに、運動しないので内臓の動きが低下しています。体の修復や疲労回復の機能は、満腹状態だと働きません。それでも現代人は「食べないと力が出ない」と言って運動する直前に食べようとします。これでは人を良くするはずの「食」も本末転倒です。

コラム⑫　風邪を引いた時の対処法　その2

【頭寒足熱】

頭はウイルスの侵入をシャットアウトするために熱を出しています。腸に効率よく血液を送るために足の裏は湯たんぽなどで「加温」し、頭はキャベツで冷やします。胴体は服や布団で「保温」すると、「頭寒足熱」状態となります。

頭　：キャベツ
胴体：保温（服、布団）
足裏：加温（湯たんぽ）

【寒さ・悪寒の正体は？】
頸椎の二番と上腕の神経がつながっているため、首に寒さを感じると両腕も寒く感じます。だから、「さむい〜」と腕をさすってしまうんです。悪寒を感じるのは腎臓です。ウイルスが侵入すると、ゾクゾクと悪寒を感じ、「大至急体温を上げるように」と身体に促します。お腹はゾクゾクしません。

【髪の毛とウイルス】
ウイルスは髪の毛に多くくっつきます。ウイルスまみれの頭で寝続けるより、熱があっても風呂に入って頭を洗う方がいいです。そして必ず乾かします。お風呂に入っても、身体は石鹸で洗わないようにします。なぜなら、外部からの侵入を守る細胞膜の脂分を溶かして流してしまうからです。

25　病気と塩分を結び付ける前に、運動不足を疑え
……しっかり自然海塩を摂って、楽しく運動

うちの整体院に来る患者さんが関心を持っていることは、なぜ味噌がいいのか、塩分はどれくらいの量を摂ってもいいのか、ということです。減塩信仰が広がっていったのは、調べた限りで言うと、ＧＨＱが日本に介入して以降のようでした。

戦後、ＧＨＱの軍医が日本の栄養状態を調べたところ、東北の人が早死で、九州の人は長生きだったそうです。東北の人は塩分を摂り過ぎ、九州の人は東北ほど摂らない、その差であると結論づけました。

しかし、実際は寒いところに住む人は塩分をしっかり摂らないと血圧を上げられないので死んでしまいます。しょっぱい保存食は保存のためでもあり、生きるためでもあります。

現代の減塩ブームで、実際に減塩して血圧が下がりすぎて意識がなくなる人もいるのです。

成田山で塩抜きの断食をしていると、意識がもうろうとし、思考が止まります。味噌を

舐めたり、コーヒーに塩を入れて飲んだりしていると、血圧がちゃんと上がるので頭も身体も動きます。

塩化ナトリウム（NaCl）と塩が同じものだと思っている人はいまだに多いです。塩化ナトリウムは塩からミネラルを除いたもので、精製塩といいます。天然の塩とは違います。塩化ナトリウムの過剰摂取は現代人の生活習慣病の一原因かもしれませんが、自然界の塩はむしろ人体に必須です。身体の中を循環する血液も、噴き出す汗も、流す涙もしょっぱい。点滴も生理食塩水といい、こちらもしょっぱいです。

おすすめは減塩運動よりも身体運動、普通の運動です。楽しく動いて、よく食べて、汗をかいて、塩分を補給する。身体の中の総入れ替えを促すような活発な代謝が理想です。呼吸を整え、食を整え、運動して活発な代謝を促す。

とにもかくにも血液をきれいにする。「万病一元血の汚れ」というように、血液がきれいな人は病気になりません。減塩運動ならぬ身体運動を取り入れてみてはいかがでしょう。

26　食を整えるか薬に頼るかは自分で判断する
……コレステロールの価値は自分が決める

コレステロールは主に肝臓で作られ、血管内においては血液循環をスムーズにする潤滑油としての働きがあります。食事から摂る量によって身体の中での合成量を調整し、不要なコレステロールは胆汁酸となって身体の外へ出されます。

世間では、血管の内側に油を塗っていくものを悪玉コレステロール、塗り過ぎている場所を拭っていくものを善玉コレステロールと呼んでいます。

血管の壁の滑らかさを保つために、本来は塗って拭って、これで一つの働きです。運動をしない身体にはゆっくりと、動く身体にはスルスルと血液が流れるようになっています。

善玉がいい、悪玉が悪いということではなく、バランスの問題なのです。つまり、悪玉コレステロール値が高いと言って油を控えても根本の解決にはなりません。運動をすることで、コレステロールは必要に応じて血管の壁の油を拭ってくれます。

野生動物はコレステロール値を気にしません。

野生動物の食は、人間のように食べた分動くのではなく、餌を探して歩き回り、動いた分を補給するかのように食べます。そして明日も餌を探し回るために寝ます。たくさん動いているので不眠症になりません。

人間でも、コレステロールを全く気にかけないような人はとにかく元気で健康的です。よく動いて良く食べ、夜はいつも熟睡しています。

野生動物と元気な人間の共通点は食が整っていることです。食が整うのは元気な内臓のおかげ。元気な内臓を作っているのは日々の生活であり、毎日の生活がコントロールできなくなった時、薬に頼らざるを得なくなります。

食を整えるか、薬に頼るか。それは自己の判断ですが、どちらを選んでも自分で決めたことです。

ただ、コレステロールも食事や運動でバランスが取れるということだけは覚えておいてください。薬の効果は病気に対するもので、元気を作る効果はありません。身体の元気は結局、自分で取り戻すしかありません。呼吸も食事も整えば、ガンも生活習慣病も防ぐことができ、一生大好きなこと（私はスノーボード）を続けることだって可能です。

27 砂糖を一生避け続けるより、食べた後の処理能力を磨く
……すべての経験は、生き抜くための耐性を磨くもの

知人は自分の子供の健康にものすごく気を使っていて、飲み物は水かオレンジジュースだけ。砂糖がたくさん入った炭酸飲料を一切禁止して育てました。子供は六歳の時、オレンジジュースを飲みすぎて全身が黄色になったこともあったそうです。

子供の味覚は一般的に三歳ぐらいまでに作られ、食べ物の好みが決まります。三歳までに砂糖を全く与えずに育てると、三歳までの人生に砂糖が皆無なため、砂糖を欲しない子になるはずだと思いがちですが、実際はそういうわけにはいきません。

「糖」は三大栄養素のひとつ。本能レベルで欲しがるようなものですし、外食すれば砂糖は使われています。現代人で一生外食せずに過ごせる人はいないでしょう。必ずどこかで砂糖には出合ってしまうのです。

幼いころの経験は全て、生き抜くための耐性を磨くものです。耐性とは、環境の変化に対応していく能力のことで、殺虫剤をまいて生き残った虫は、もうその殺虫剤で殺すことができなくなります。これが耐性です。

砂糖を避け、耐性を持たないまま初めてスイーツを食べるとどれだけ身体がびっくりすることでしょう。それこそ中毒になってしまいます。麻薬中毒、アルコール中毒と同じように、砂糖だって中毒になるのです。

先述の子供はもう成人していますが、三歳までは砂糖や炭酸飲料を一切口にしなかったにもかかわらず、高校一年の時に奥歯を数本抜いて差し歯にしました。甘いものが大好きのぽっちゃり体型で、糖尿病予備軍と診断されたと聞いています。

麻薬や覚せい剤のように非合法であれば人生において避けることもできるでしょう。しかし、「糖」の摂取を禁止される日は来ないと思います。いずれにせよ、現代人が一生砂糖を避けて生きていくことはほぼ不可能です。

ではどうすればよいのか？

摂ったら出す。それだけです。大昔の人類だって、食べてはいけないもの、身体に良くないものを食べてしまうこともありましたが、そういう時は体の外に出していました。良いものは栄養に、悪いものは排出する。本当にそれだけです。

動の章

動とは＝字の如く、複数の力を重ねること
動の極意は、重力を感じること

1　直立二足歩行は本能ではなく、人間にしかできない特殊技能
……直立二足歩行は人類が生き延びるために獲得した基本動作

人間が歩けるようになるのは一歳前後ですが、誰かに促されたり、教わったりしたわけではありません。皆同じ年ごろになると自発的に立ち上がり、直立二足歩行を身に付けていきます。

「直立二足歩行」は後天的な身体の学習によるものですが、多くの人は「人間が成長と共に歩き始めるのは自然なこと」と思っています。努力したこと、つまずいて悔しかったこと、または初めて歩けたときの喜びを記憶していないことが理由です。

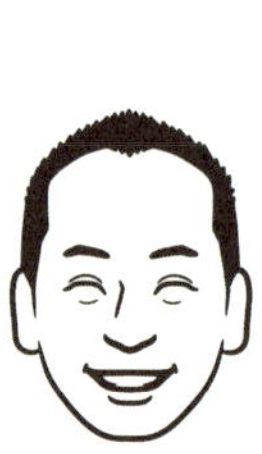

同様に、重力を感じて立ち上がったり、複数の力を重ねて歩行を試みたりすることに好奇心を覚えるのも、一歳前後のこの時期に生まれます。

平均寿命が五十年ぐらいの江戸時代に、八十四歳まで長生きした貝原益軒《かいばらえきけん》という儒学者がいました。

健康オタクの益軒さんは、亡くなる前年に健康長寿の心得『養生訓』を出版して、食生活、生活習慣、住環境などに関して、あれはダメ、これはＯＫなどと書いていました。しかし、「歩くこと」については、ほんのわずかの記載しかなかったそうです。

江戸時代の主な移動手段は歩くことでしたから、書く必要がなかったというのが答えです。江戸の庶民は毎日約三万歩、現代人の六倍ぐらい歩いていたといわれます。歩かないのは病などで寝たきりの人だけ。

江戸時代の人は病気になると歩けなかったのですが、現代人はその逆で、歩かないせいで病気になってしまいます。

本来は「歩く＝生きる手段」です。昨今の進歩・発展のおかげでラクを覚えてしまった現代人にとって、歩くことがまるでトレーニングのようになっています。

コラム⑬ 生物学的な人間の寿命は四十歳？

生物学的に見た人間の寿命は四十歳です。寿命は歯の水分量で測定するのですが、歯が水分を吸収しなくなったら、それが寿命です。歯の化石から生き物の寿命や年齢を推定することができます。

江戸時代の人間の平均寿命は五十歳で、令和時代の平均寿命のおよそ半分です。戦後、一九五〇年の日本の定年は五十五歳で、男性の平均寿命は五十九歳でした。五十五歳まで働いて税金を納めて、残り四年は余生を楽しんでね、という感じです。二〇二〇年の日本人の平均寿命は男性で八十一・六四歳、女性で八十七・七四歳です。定年は六十五歳になりました。食料も豊富に存在し、冷暖房や家屋、車などが充実しているため、身体の本体部分が昔ほど傷みにくくなり、長生きするようになりました。

しかし、生物学的な寿命が四十歳である以上、その後の人生と身体との付き合い方は今までと違う方向に舵を切る時が来ているようです。

2　「死中活あり」。人類最大の選択は四つ足をやめたこと
……逆境に負けない強さとタフさの果てに得た能力

人間の姿勢は、地球上の動物としては特殊です。理由は二足で歩行するための進化を遂げたからです。

他の動物も自然淘汰にさらされながら何かしらの進化を遂げてきましたが、四つ足は止めませんでした。例えば、ウマは四つ足のまま速く走ることを選び、指の爪を蹄に変えた結果、中指のみで身体を支えるように進化しました。

人間は、二本の足で立つために股関節と膝を伸ばしました。これにより頭は直立した身体の最上部へと移動し、他の動物と違う進化の道を歩むことになります。二足歩行によって手が自由になったことは最大の利点です。さらに、親指が内側へ曲げられるようになったことで物がつかめるようになりました。

直立姿勢には一つの大きな弱点があります。それは、我々の内臓が重力の方向に沿って縦一直線に並んでしまったことです。そして、頭の最上部にある脳への血液供給は明らかに不利な状況になりました。というのも、足に下りた血液を脳に送るためには、重力に逆らう必要があるからです。以前は横一列に配置されていた内臓が、縦に積み重なる構造に

変化し、その結果、下部にある臓器ほど重力の影響を強く受けるようになりました。

こうして我々の祖先は直立二足歩行によって新しい自由と少々厄介な構造の身体を獲得したのです。

頭が最上部になったことで身体バランスは取りやすくなり、首や肩への負担が分散し、脳の重さを支えられるようになったことで、どんどん発達していきます。血流は歩行時にふくらはぎポンプ（第二の心臓）を活用することで、メインポンプである心臓をサポートし、体の隅々に血液を届けることができるようになりました。

3　歩かないからボケる。人間は足から死ぬ
……九十八歳まで寝たきりで認知症だったきんさんは、足から復活した

「きんは一〇〇歳一〇〇歳、ぎんも一〇〇歳一〇〇歳」

一九九一年、ダスキンのＴＶコマーシャルで国民的アイドルになった双子と言えば、きんさんぎんさんです。「笑っていいとも」に出演したり、ＣＤデビューを果たしたりするなど、大活躍でした。

しかし、姉のきんさんは九十八歳まで自力で歩くことができない寝たきりだったことはご存知でしたか？　しかも、「一から十まで数えることができない」「あいうえおが言えな

い」など初期の認知症を患っていました。

反対に妹のぎんさんは「人間は足から死ぬ」というのが口癖で、一日三十分歩くという日課を持っていました。認知症もなく、かくしゃくとした一〇〇歳だったぎんさんに触発されたきんさん。一念発起して足の筋トレをするようになりました。主にふくらはぎを鍛えたことで歩けるようになり、記憶力も回復して認知症を克服できたそうです。

人間は生きている限り、歩く能力を鍛え続けることができます。きんさんが鍛えたふくらはぎが「第二の心臓」と言われているのは、歩くことで血流が良くなり、心臓をサポートし、脳にも十分な血液が流れるようになるのが理由です。

4 歩いて「血流」を良くすることで「血液」がきれいになる
……しっかり歩いて病気知らず

あなたの横に噴水があると仮定します。頭から水をかぶるために、噴水の水は頭上を通り越して噴き上げる必要があります。直立二足歩行している我々の身体において、頭に血液を送るには噴水と同じくらいの血圧が必要ということです。それを握りこぶし程度の小さな心臓ポンプだけで行うのは、なかなかのハードワークです。

歩いてふくらはぎの筋肉を動かすと心臓ポンプをサポートし、重力に逆らって血液をどんどん身体の上の方に送り返せるので、全身に血が巡るようになります。

「万病一元血の汚れ」の教え通り、血行が悪く血液が澱んだところは病んでいきます。心臓と小腸は生まれてから死ぬまで、絶えず動き続けて熱を作り、常に新鮮な血液が滞りなく流れています。基本的に心臓ガン、小腸ガンは存在しません。ということは、すべての臓器が心臓・小腸と同じように温かく、全身に滞りなく血液が流れ続けると、人間はガンにはならないということになります。

歩かないでふくらはぎポンプを使わずにいると血流が悪くなり、寝たきりになってしまいます。血流が滞ったところはガンの温床です。ふくらはぎのポンプが活発に動くよう「踵《かかと》」と「母指球《ぼしきゅう》」を使って丁寧に歩いてください。

コラム⑭ 風邪をひいたときの対処法 その3

【体内で起こる治癒のサイクル】

足裏を温めると、腸に血液が集まりやすくなります。血液が全身を巡り、ウイルスを胃酸で殺して腸に運び、免疫力が高まっている腸内で撃退します。足裏を温める↓血液が全身を巡る↓腸でウイルスを撃退、このサイクルで熱は下がっていきます。

【風邪の回復期にすべきこと】

寝込んでいる時は免疫力アップやウイルス撃退に忙しいため、内臓は消化作業など後回しにしたいと考えています。だから、食欲がなくなって当然。

ある程度回復したら熱源を確保する必要があるため、食べるならうどんがおすすめです。うどんは消化が遅く、熱源として少しずつ腸に送ることができます。もちろん、うどんもしっかり噛んでください。ツルツルッと飲み込んでしまうのはＮＧです。熱源を体内に取り込まないでいると、筋肉などの貯金を切り崩して燃やすことになります。

卵入りうどんならタンパク質も摂れます。風邪を引いた時の鍋焼きうどん、たまご酒は昔からの知恵です。

【風邪の治癒の仕上げは、動く、歩く、運動する】

腸が動くと発熱を促し、足のポンプも使うため全身に血が巡ります。

進化の過程で直立二足歩行になった人類は、ふくらはぎポンプをしっかり使わないと血液循環が悪いままです。風邪が治ったら、身体を動かしましょう。歩いたり、運動したりして、ふくらはぎを動かし、全身に血流を巡らせます。

5　直立二足歩行の特徴を知ることが健康に生きて健康に死ぬ秘訣
……自然淘汰で生きる「横並び」、生き延びるために選んだ「縦並び」

人間と四つ足動物の大きな違いは内臓の並び方です。

人間は直立しているため、脳・心臓・内臓が縦に並んでいます。最下部の血液を重力に逆らって頭部へ流すために相当な血圧が必要で、日中は昼寝でもしない限り直立なので、我々人間は動く（歩く）ことで血流の巡りを保っています。

一方、四つ足動物は脳と心臓と内臓が横並びになっています。

草食動物が草を食《は》む時、頭が心臓より下になるため、脳への血流は自然に確保されています。肉食動物も水を飲む時は頭を下げるので脳への血流はスムーズです。その他の臓器も同じ高さで横並びなので、重力の影響をあまり受けずに血液を循環させることができています。

四つ足動物は食べるものや生きる場所によって、生態が大きく変化します。肉食動物は「肉」を食べて「肉」を作る動物なので腸が短く、食べた後はゴロッと横になっています。ライオンは狩猟以外いつも寝ています。

草食動物は「草」を食べて「肉」を作る必要があるため腸が長く、消化・吸収に時間がかかるため蠕動運動を促す運動が必要となります。
例えば、ウシの一日の生活を見てみると、
七時間モグモグ食べて、
七時間ウロウロ歩いて、
七時間スヤスヤ寝る。
そして残りの三時間はテキトーに過ごしています。
ウシは、四つの胃と長い腸を持ち、咀嚼することと歩くことで消化吸収を促進しています。ウシの身体は歩くことが前提にできています。
一方、人間は雑食性で胃は一つしかありませんが、歩いて（運動して）内臓の動きを促進させている点は草食動物と同じです。
動物は生きるフィールドにうまく適応したものだけが生き延びました。自分が生きるフィールドを知り、自分の特徴を理解し、その上でどう生きるのか？ これが健康に生きて健康に死ぬ秘訣です。

6　なぜ足裏にツボがあるのか？　足は内臓が進化したものだから

……歩けば内臓が活発になる。歩くことは内臓の健康を保つ

「海」という漢字は、サンズイ（水）に人の母と書く通り、我々の祖先を含め生き物の細胞は海の中から誕生しました。

海の中で生きている時は、足の代わりに尾っぽがありました。やがて進化の過程で上陸すると尾は退化し、代わりに足が生えてきました。途方もない年月を要する進化の過程を一カ月で観察できる生物がいます。それがオタマジャクシです。

「オ～タマジャクシはカエルの子～」という誰でも知っているフレーズですが、カエルの親子の姿・形は全く異なります。オタマジャクシには手足はなく、尾ひれを振って泳いでいます。これがある時期を境に足が生えてきます。次に手が生え、尾ひれはまだ残っているものの水辺をウロウロするようになり（エラ呼吸から肺呼吸へ変わる時期）、やがて完全にカエルに変態して上陸します。尾は、退化し消滅していきます。

ここで、質問です。

オタマジャクシの足はどこから生えてきますか？

正解は、お腹。

カエルの足はお腹の一部が進化したものです。一カ月間オタマジャクシを観察してみてください。オタマジャクシの観察や、進化の歴史を見ても、足はお腹の一部が進化してできた部分であることが明らかです。足と内臓は元々同じものなので、今でもつながりが深く、足裏に内臓のツボがあるのは合点がいきます。

足を動かすと内臓も活発に動くようになります。逆を言えば、内臓を活発に動かすために足を使う、つまり歩けばいいのです。歩くことが内臓の健康促進を兼ねるなんて、実に効率的です。

7　腸の不調は運動不足。自分が動けば腸も動く

……腸閉塞の原因も運動不足を疑え

抗ガン剤やその他の薬をかつて服用していたガン患者のうち、現在薬を服用していない人たちに多い症状が腸閉塞です。

腸閉塞とは、腸の中の通路が部分的または完全に塞がる状態を指します。現在薬を服用していないガン患者に腸閉塞が起こる理由は、身体の中に残っている薬を異物として出そうとする際に、腸がうまく動かないためです。腸が働かない原因は、手術で腸を切っているからではなく、運動不足です。

本来、動物は身体（内臓を含む）を「動」かし続ける生き「物」。動かず食べる行為は、消化・吸収・排泄機能に過度な負担をかけることになります。内臓も筋肉ですから、オーバーワークすれば凝り、凝れば血流が悪くなり硬くなります。硬くなってしまった腸はどんどん動かなくなります。そのうえ、寝たきりになれば「消化に良いものを」と噛まなくてもいいものばかり与えられ、噛まない弊害として、さらに腸が弱くなります。弱く硬くなった腸はインプットに対してアウトプットが追い付かなくなるのです。

動き続ける臓器、心臓や小腸は温かいため、基本的にガンになりません。冷えた体は硬くなって動かなくなります。腸閉塞になった腸も当然冷えて硬くなります。

腸も筋肉でできているので動かなくなれば弱っていきます。消化能力も腸の運動不足で弱くなり、食べたものは未消化物として異物（薬の残党）と一緒に排泄に回ります。そうして腸が弱っていく状況にもかかわらず、食事だけは滞りなく行われ、どんどん詰まって……これが腸閉塞です。

普通の人と違い、身体の中にたくさんの薬の残党が残っていると、それを出すために腸に多大な負担がかかります。内臓と足腰の元気のために、すべきことはまず運動です。歩いてください。歩くことの効果は続ければ分かります。歩くことは無料の治療薬です。

じっくり丁寧に歩いてみてください。適当に歩くと、腰や膝を壊しかねないため逆効果です。家の周り一周でも構わないので、歩き方を意識して丁寧に歩いてください。

8 歩くこと＝内臓の健康

……水虫は内臓が弱っている証拠

「歩行」は、動物が捕食のために獲得してきた行動手段であり、言い換えると、捕食する目的なくして歩く必要はないわけです。植物はその場から動かずに生き延びる手段を獲得したので歩く必要がありません。

歩く、捕食する、消化・吸収・排泄して、また歩く……。

大げさに言えば、腸を生かすための手段として手足が必要になり、筋肉が付き、「歩くこと＝内臓の健康」という関係を築いたのです。

足は内臓が進化したものですから、水虫は内臓が弱っている証拠です。つまり、歩くことは足腰が鍛えられるだけでなく、内臓にとっても筋トレなのです。

コラム⑮ なぜ動物は歩かないといけないのか？

草食動物は絶えず食べて歩いています。その理由は、歩かないと内臓の動きを助けられないからです。

　ウマは走らないと内臓が腐って死んでしまいます。というのは極端ですが、歩けなくなり、立てなくなったウマが死んでしまうのは本当です。だから足を骨折して走れなくなったウマは、もっとつらい死に方になってしまう前に「安楽死」させるのです。

　ウマは敵が来たらすぐ逃げられるように、立ったまま短時間睡眠をとる動物です。くつろげるような場所であれば、横になって寝ることもありますが、自分の重さで内臓が圧迫されるので、短時間しか眠りません。彼らにとっては、立っていることが生存条件で、立っている方が楽なくらいです。

　ウマに限らず本来動物の身体というのは、歩かなければいけない構造になっています。食料を調達するためだけではなく、「生きるため」に足腰を弱らせるわけにはいきません。

　草食動物は草を食べて血肉を作る動物です。身体の中に微生物の力を借りて草を肉に変えるシステムが存在します。そのおかげで、彼らはプロテインを飲んだり、肉を食べたりすることもなく大きな体を作ることができます。

　草から肉への変換作業は短時間で完成するわけではなく、胃腸の筋肉が何十時間もかけて作業を黙々とこなします。その活動をサポートするのが草食動物本体の運動、つまり歩くことです。本体が胴を捻じったり、伸びたり、縮んだりしながら足を使って歩き回り、胃腸の活動や血行をサポートします。

　ウシが一日のうち七時間食べ、七時間歩き、七時間寝る（残り三時間は自由時間）というのは、この「草→肉変換システム」をしっかり働かせるためです。足を動かさないと内臓の動きを助けられないので、ゴロゴロ寝てばかりはいられません。長い腸を動かすには足を動かすしかない。だから歩くのです。草食動物は胃腸を活発に動かすために、ものすごくいっぱい動かないといけない、そういう身体の仕組みになっています。

　ところで、ライオンなどの肉食動物は草食動物を捕まえるとまず内臓から食べますが、その理由を知っていますか？　肉食動物は生えている草をそのまま食べても消化できないからです。草食動物の内臓を食べることで、間接的に消化途中の草を食べることになります。反芻動物の第一胃は発酵途中の食物繊維の宝庫。栄養価（ビタミン）が豊富なことを知っているので内臓から食べるのです。

　人間は、進化の過程で鋭利な石器や火を使えるようになり、食べ物から効率よく栄養を摂れるようになっていきました。雑食であり、胃は一つしかありませんが、足を動かさなくてはならないという点は草食動物と共通しています。内臓の労働環境は、人間も歩いて整えてやる必要があるのです。

9 便秘の原因は飽食と運動不足
……下剤で腸に強制労働させるか、運動によって職場環境を改善してやるか

便秘の原因は飽食と運動不足のセットです。小食の方でも便秘の方はいますが、そういう方でも根本的な原因は運動不足です。

「いや、精神的に疲れているからだ！」という方もしかり。便秘した場合、まず食べるのを止めて歩いてください。姿勢を正して内臓が働きやすい環境を整え、腸の蠕動運動を助けるために、まずは歩きます。

動物として排泄が上手くできない個体は野生界には存在しません。

人間は、「運動するための筋肉」と「生きるための筋肉」を持っています。

運動するための筋肉とは、身体を動かすだけでなく、噛むことや姿勢を保って座っている時やじっと立っている時も使う「自分の意志で動かせる筋肉」です。

生きるための筋肉とは内臓のことで、意識して動かせる筋肉ではありません。食べ放題だからといって胃を活発に動かせるものではありませんし、飲み会だからと肝臓を積極的に働かすわけにはいきません。

「生きるための筋肉」である内臓に元気に働いてもらうにはどうするか？

運動するための筋肉を使うのです。姿勢を正してよく噛む、歩いて腸の蠕動運動をサポートする、ということです。

飲みすぎで二日酔いの際は、頭を抱えて寝ているよりも、ウォーキングでもした方が早く良くなります。

内臓が働きやすい環境を作るには姿勢が重要です。野生動物に悪い姿勢の個体はいません。

つまり、みんな良い姿勢です。それが本来の内臓の職場環境なのです。

10　直立二足歩行を始めた木登り下手のサルが人類の祖先
……苦手なことが別の才能を開花させた

四つ足動物は脳と心臓、内臓が横並びで、脳に血を送るためには、頭を下げるだけでいいのですが、二本足で直立した人間は、内臓が縦並びになった代わりに、前足は地面から浮かせて道具を使えるように進化しました。サルの手は、親指が横に付いていて、人間のようにものをつかむより木の枝をつかむことに適しています。

ある時、木登り下手なサルが登場しました。我々の祖先ルーシーです。木から落ちて骨盤骨折して死んだサルの化石がルーシーだと思ってください。

サルのルーシーは、正式には「アウストラロピテクス・アファレンシス」という種に属し、一九七四年にエチオピアのアファール地域で発見され、非常に重要な発見として広く知られるようになりました。

生き残った木登り下手なサルは、木登り用に曲がっていた足をギュッと下に向けて地面に降ろしました。これがまさに、直立二足歩行ができるようになったきっかけです。「種」としての特殊技能は生きる力そのものです。その力が劣っているというのは本来死活問題ですが、ある日人類の祖先は木から落ちてしまった。しかし、それが唯一無二の進化を遂げ、こんなに繁栄したのですから分からないものです。

人生においても、何か苦手なことがあればそれが別の才能を開花させるきっかけかもしれません。「劣っている」と諦めなくてもいい、別の方角へ思い切り舵を切れ、と我々の遠い祖先は教えてくれます。

11 我が怪しいと書いて「怪我」。原因は自分の中にある

……膝の痛みは歩き過ぎではなく、自分の歩行精度

・歩いている最中に膝の裏が痛くなる
・一万歩以上歩くと、膝裏が痛くなる

・歩き始めに、必ず膝裏が痛くなる

こんな症状の人が最近増えています。

膝の裏が痛いのは、歩き過ぎではなく、「歩き方」に問題があります。頭が前に倒れて、お尻を突き出すようにつま先だけで歩いていると膝の裏が痛くなります。

身体の各パーツにはそれぞれ運動可動域がありますが、その範囲を超えてしまわないよう制限をかけているのが靭帯です。靭帯は膝が運動可動域を超えないようにする働きを担っているのですが、それがオーバーワークとなって痛みを発しているのです。

ただ、歩き方のクセはなかなか抜けないもの。健康のためにと膝の痛みを我慢して歩き続けても、悪化するだけです。

クセを直さず歩き続けるのは禁物。しかし、歩かないのもNGです。姿勢をまっすぐにして、ゆっくり歩いてください。踵と母指球をしっかり使って丁寧に歩くのがポイントです。吐く息を意識してゆっくりと歩きます。姿勢はもちろん、股関節・膝・足首・足の裏にまで意識を向けてみましょう。

怪我は「我が怪しい」と書きますから、壊した原因が自分の使い方にあるということです。治し方も自分の中にあります。怪我をした時は自分の身体のクセを知る絶好のチャンスでもあるのです。

コラム⑯　在道先生、ある日の風景　その2（文・しぜんや）

在道先生は怪我をしたスノーボーダーの駆け込み寺です。

在道先生が教えてくれることは怪我の症状、今後の対処法だけではありません。なぜこの怪我をするに至ったか？　つまり、自分の中に潜伏していた根本原因を自覚させてくれるのです。

怪我の大半は「我が怪しい」時に起こります。慢心・過信・動きのクセなど人それぞれですが、根本原因を突き止めて撲滅しなくてはまた繰り返してしまいます。

例えば「脱臼癖」という言い方がありますが、脱臼がクセになるのではなく、自身の身体動作にクセがあるため、脱臼するのです。「自分と正面から向き合って取り組まない限り、脱臼だろうが腰痛だろうが繰り返すだけだよ」と在道先生は言います。

プロアマ問わず、アスリートは怪我に敏感に反応します。選手生命を脅かす大敵だからです。在道先生は意気消沈するアスリートたちにフィールドで治す方法を伝授します。

「怪我の原因が我なら、治せる理由も我なり」と在道先生。絶対安静と言われることを覚悟していたにもかかわらず、「（自身の身体動作のクセを改善するならば）明日から動いていいよ」と発破をかけたりします。

もちろん、皆最初は半信半疑ですが、本当はすぐにもトレーニングを開始したい気持ちでいっぱいです。在道先生は「だって野生動物に絶対安静！　とかないよ」と当たり前のことを当たり前にサラッと答えるので、誰もが脱力して笑ってしまいます。

12　姿勢とは、姿に勢いがあること
……まっすぐな姿勢とは、生き方そのもの

自然界に「正しい姿勢」を意識している動物はいませんが、背骨が曲がった個体から捕食されていきます。つまり、生き残るのは間違いなく姿勢の良い個体といえるでしょう。自然淘汰を生き延びてきた我々の祖先も姿勢が良かったと考えられます。

姿勢とは、「すがた」と「いきおい」を合わせた熟語で生き方そのものを表します。「生きる姿に勢いがある」ならば、姿勢は自然に整っていくのです。

勉強嫌いの子供に「勉強しなさい」と言っても効果が薄いのは、「やる気」という姿勢を無視するからです。気持ちで姿勢は変わります。「よし、やるぞ」という気持ちがある時が、一番良い姿勢がとれるのです。

良い姿勢というのは気持ちの持ちようであり、生きることへのモチベーションです。それが、結果的に良い姿勢となって良いパフォーマンスを生み出すことに繋がり、生きる姿に勢いが出てくるというわけです。

大谷翔平選手やイチロー選手のような一流の選手は、そのことに気を配り「生きる姿に勢いがある」から姿勢が良いのです。

パラリンピックのアスリートの「正しい姿勢」は一人ひとり異なります。個性と特技を融合させて自身を磨き抜いて獲得した姿勢こそが、その人にとっての「正しい姿勢」です。『五体不満足』が大ベストセラーになった乙武洋匡さんは、体幹で立っています。姿勢が持つ本来の意味を体現している方々に「良い姿勢」「正しい姿勢」を説くことは、まさに「釈迦に説法」です。

人間にはその人ごとのクセがあり、その人にベストな状態が「正しい」といえます。骨格は全員違うので、それぞれに「ここがあなたのニュートラル」とか「これがあなたの整った姿勢です」と言っていますが、人によっては背中が丸まっている場合もあります。そうしないと乙武さんや手足がない人は整わない、という話になってしまいます。

同様に、スノーボードもサーフィンもゴルフも正しい姿勢を問うならば、道具が最も反応し、かつ、身心がベストな状態ということになります。

コラム⑰ 着物と帯で姿勢を保った日本人

日本人は姿勢を保つことを無意識に行ってきました。着物と帯です。

着物の起源は、古代中国の呉《ご》の国の人たちが着ていた「呉服」です。着物っぽい服で、身に着けていた帯を進化させたのが日本です。和服の帯は、骨盤をギュッと締めます。中国の服は袴に近いのですが、丹田辺りで帯を締めるのは日本と同じです。しかし、西洋人の服の結び目はへそにあります。ベルトの位置の違いは骨格の違いです。

アジア人の体形は横から見ると平たく真ん中までの深度が浅いため、帯で骨盤をぎゅっと締めることで腰が入り、姿勢がピッと整い着物が似合います。

こうした弁当箱型の体形は、硬い布団で寝ないと腰が沈んでしまいます。昔の日本人は硬い床に直接寝ていました。逆に、寒さから体内の温度を守るように円筒型に進化した西洋人の体形には和服はつらく感じます。例えば袴を穿いた時、日本人のように骨盤の下の方で帯を締めると反り腰になってしまいます。

その代わり彼らの寝床はベッドのような柔らかさでも大丈夫です。昔の西洋人も藁を重ねた柔らかい寝床で寝ていました。ちなみに私の寝床は「すのこ」です。

13　四本の足を二本にすることで「進化」した踵
……直立二足歩行に四本分のご利益なければ「退化」

直立二足歩行になったことで、人間の踵は大きく進化しました。

「踵」は「足」に「重」と書きます。四つ足動物にも一応踵がありますが、地面に付くことはありません。四本の足は常につま先立ちしています。つまり、大きく進化した人間の踵は四つ足動物にはない非常に重要な役割があるのです。

四本が二本へ「進化」した以上、四本分のご利益がなければ、「退化」になってしまいますが、人間の足は踵が後足、母指球が前足として今でもしっかり役目を果たしています。

踵の進化をもう一つ紹介すると、骨が非常に硬いという点にあります。

歩く際には、自身の身体の重みすべてが片方の足の裏の小さな面積にのしかかるのですが、重さに耐えられるようになっています。また、脂肪組織や弾力性のある組織で覆われていることで着地の衝撃を和らげ、足や関節への負担を軽減させることで安定して歩けるようになりました。

こうして飛躍的に進化を遂げた踵は、今では人間の骨密度を測る基準となっています。

踵の骨は人間の体の中で一番硬いため、その骨密度が低い場合は、他の骨密度はもっと低いはずと推定しています。

14 「動く」とは「関節にアソビがあること」
……いきなり走れる四つ足動物は、常に関節にアソビがある

自然体・リラックス、それでいて石火の機を体現しているのが野生動物です。突っ立っているように見えても、すぐ逃走できますし、寝転がっていても瞬時にダッシュできます。四つ足動物の体勢で特徴的なのは、膝が曲がりっぱなし、かつ、曲げた膝がつま先から出ない状態という点です。もちろん人間にも名残があり、勝負事の時は無意識に膝が曲がっています。

相撲では、力士は立ち合いでしっかり腰を落としています。相撲は力比べですから、その状態が最も力を発揮することを物語っています。

野球の守備でも腰を落とします。しかし、目的は力比べではなく瞬時に反応して走ることにあります。腰を落としすぎると動きにくくなってしまうため、力士ほど腰を落としませんが、それでも軽く膝を曲げています。内側の筋肉で身体を支えた姿勢は身体の使い方の基本です。

では膝を伸ばし切るとどうなるのか。次の行動に移る時にワンテンポ遅れてしまいます。

なぜなら膝は曲げないと運動できないからです。これは自分で試すと一番理解できます。やるぞ！　という時は無意識に股関節・膝・足首が曲がるものです。最初から曲げておいて、瞬時に反応しようというのが「構え」です。膝を伸ばして直立する姿勢は、二足歩行するために人間が獲得した、いわば「アソビ」の部分です。

15　左右の利きがない野生動物のように歩く
……利き足の反対から歩き始めるだけで脳には刺激

人間は、四つ足動物から進化して直立二足歩行ができるようになった動物なので、足の裏の働きは母指球と踵で異なります。四つ足動物でたとえると、母指球は前足、踵は後足です。歩く時は三拍子で、利き足と反対から前に出します。無意識に利き足から歩き始めるはずなので、意識して反対から歩きます。それでも、利き足の方が発達してしまうため、なおのこと苦手な方から踏み出すようにします。

歩行は単調作業の繰り返しですが、呼吸と姿勢に注意を払うと日々の成長を感じられるようになり、モチベーションに繋がります。踵から着地して母指球へ重心移動、息は吐いて・吐いて・吸っての三拍子、利き足と反対側から歩き出すなどは、シンプルながら気づきの多い工夫です。こんな些細なことですが、脳には良い刺激になります。

また、現代人はでこぼこ道を歩く機会が減って踵をしっかり使えずに歩く人が増え、O脚や偏平足も増えました。内臓が進化した足の筋力は、弱れば弱るほどそれに比例して病気のリスクが高まります。

おすすめは砂浜裸足歩き、砂浜ウォークです。砂浜ウォークについては後述（一三三ページ～）で詳しく掲載しています。柔らかい砂浜の上を歩く健康効果は絶大です。

16 足がつったら、まず立つ

……次に水を飲んで、余裕があったら塩か味噌

高齢になると足がつりやすくなりますが、これは血流不足による酸欠と水分・塩分不足が原因です。

お年寄りで足がつるのは午前四時から五時の間が多いです。この時間帯は、副交感神経と交感神経のスイッチが入れ替わる時。就寝中、血流はゆっくり流れ、血圧も下がっていますが、起床の準備スイッチが入ると血圧を上げて血をたくさん送る必要があります。しかし、血を送る優先順位の低い足はスイッチを入れた直後はまだ血流不足の状態が続き、血が足りないふくらはぎに、こむら返りが起きます。

対処法は立ち上がることです。立ち上がったら水を飲みます。お茶でもスポーツ飲料でもなく、あくまでも「水」です。横になったままでいると、なかなか収まりませんが、立ち上がることで血液が重力に従って下方へ流れ、充分な血液が足先まで回るので改善します。さらに、今後足がつるのを防ぐために、塩分補給として味噌を一口なめると良いでしょう。

17 四股踏みは、誰にとっても健康法。価値は生涯変わらない
……四股踏みは最高のストレッチ

相撲は神事であり、力士が行う動作には元々神事にまつわる意味があります。

四股踏みは、「大地を踏み鎮め邪気を払う」動作で、その力強い動作（＝型）を日々繰り返し稽古することで足腰が鍛えられます。

四股踏みは我々にとっても非常に良い動作で、深い呼吸と共に四股を踏むと身心共に強化され、全身に血液を回す力がアップします。体幹が鍛えられ、バランスが良くなり、まっすぐな姿勢で颯爽と歩けるようになります。

継続的な四股踏みは、身体の内側が鍛えられ、直立二足歩行や姿勢に重要な筋肉はどんどん強化されます。持久力が向上し、第二の心臓といわれるふくらはぎの筋力も増えます。さらに、股関節の可動域が拡大することから、身体の柔軟性は向上し、怪我の予防や動作

の範囲を広げることにも貢献します。

私は四股踏みを筋トレではなく、ストレッチと捉えています。野生動物はストレッチをしますが筋トレはしません。ストレッチは毎日やってもいいものだから四股も毎日踏んでください。ただ、単調な動作のため、集中力を欠いていると無意識にラクをしてしまいます。四股を繰り返しながら呼吸と動作を一体化させるよう集中すると身体が整い、踏んだ後はなんとも清々しい気分になります。

とにかく身心を鍛え、自力で生き抜く体力を落とさないようにすることが重要です。自力を磨き、生涯かけて練り上げることで、姿に勢いが生まれます。

コラム⑱　白人の骨格と日本人の骨格

白人の身体は全体が太い軸のような円筒形のイメージであるのに対し、日本人は細い一本の軸が身体のど真ん中を貫いた焼き鳥串のようなイメージです。円筒形の白人は、多少外荷重で運動しても耐えて身体を支えることができます。

しかし、日本人は薄くて平たい楕円形のため、体軸や身体の内側の筋肉を使って内荷重を作ることが重要で、外荷重の動きをすると体が壊れてしまいます。そのため、しっかり軸を意識し、身体の内側を支える筋肉（内転筋や腸腰筋）を使って重心移動を行う必要があります。

身体の内側を支える筋肉を使った重心移動をスムーズに行えるようになるには、四股踏みをしてみてください。四股踏みは、体軸感覚と身体の内側を支える筋肉を使う練習に最適なトレーニング方法です。

身体を上手く使うには、最初のうちは意識して学ぶ必要があります。やがて意識せずに上手く動かせるようになったらベスト。そのために日々練習することはもちろん良いことです。

しかし、それも生きがいとなる動機・理想・憧れといったものがなければ続きません。何事も続けるにあたり、「楽しい」「面白い」が先決です。それさえあれば自ずと頑張れます。

18 立つにも、歩くにも、生きるにも、大切なのは自分を貫く中心軸

……東京タワーの脚は四つ。人は一本足でも立っていられる

まっすぐ歩くためには、踵から着地して、重心を母指球に移します。そして両足の内側

と身体の中心軸を意識して歩くと、自然に一直線上をたどれるようになります。

これは、直立二足歩行の人間と東京タワーの立ち方・バランスのとり方の違いでもあります。人間は中心軸に向かって立つことで片足立ちができますが、東京タワーは中心から外に向かって四本脚で立っているため、一本でも脚が折れると倒壊してしまいます。中心軸に一番近い両足の内側を意識することは、立っていても歩いていても人間のバランス感覚にとても重要な役割を果たしています。

現代人の生活環境では、内側を締める筋力が弱りやすくなっています。太腿の内側には太い動脈と静脈が通っています。内を締める筋力が弱いと、血流をサポートする力も弱くなります。

また、小指側に体重が乗っている人、足が外側に開いている人も増えています。

ふくらはぎポンプと連携をとって血流を良くするためにも、両足の内側を意識して体の中心軸で立ち、一直線上をまっすぐ歩くことを心がけてみてください。

19　脳の血行を作るのが足の動き。歩きながら考えると思考も良くなる

……良い歩きは良い思考。人生は毎日が学び

近年、歩くことでガンが治る、歩くことで健康で長生きできるという医学的な根拠が、

次々と解明されています。よく歩く人はうつ病になりにくく、アルツハイマー病の発症率も低いと言われています。

「巧遅拙速《こうちせっそく》」「光陰矢《こういんや》の如《ごと》し」です。

巧みにしようとしてグズグズするより、完璧でなくとも取り組みが早いに越したことはありません。とにかくまず歩いてみる。しかも両足の内側を意識して踵と母指球をしっかり使う。どこかに痛みが出るならそれがなぜなのかを、自らの故障や怪我から学べばよいのです。

「明日死ぬかのように生き、永遠に生きるかのように学べ」というマハトマ・ガンジーの言葉通り、人生は毎日が学びです。まずは歩いてみてください。

20　人それぞれに正しい姿勢がある。身体の不自由な方も同じ

……たった一つの「正しい姿勢」はない。その人の正しい姿勢は自分の心が導き出す

ゆがんだスノーボード、フレームがゆがんだ車や自転車は誰も欲しいとは思いません。骨組みや柱がゆがんだ家には住めないし、フレームのゆがんだスマホは格安でも欲しいとは思いません。

しかし、ライオンが狩りをする時、群れの中で探しているのは、背骨が曲がった（ゆが

んだ）個体です。ポテンシャルの低い個体から捕食します。現代人は皮がいい、角《つの》がいい、といって選ぶから種を絶滅させてしまいますが、野生の肉食動物は弱いものから食べていくので、種の保存ができます。

人間は、骨格がゆがんでいても元気に生きることができます。しかし、思考がゆがむと病気になってしまいます。

その違いはなんでしょう?

その答えはパラリンピックアスリートにあります。彼らはそれぞれ障害を持っていますが、画面越しの力強い眼差しに圧倒された人はたくさんいるはずです。骨格にゆがみがあっても精神の柱がビシッと一本立っているのです。乙武洋匡さんも著書『五体不満足』の中で「障害は不便です。だけど不幸ではありません」と書いています。骨格にゆがみがあっても、まっすぐな軸が一本通っている人の姿には、やはり勢いがあるということです。

思考のゆがみは呼吸も浅くなり、パラリンピックアスリートのように生きる姿の勢いはありません。なんとなくいつも不安で不満があり、何かに文句をつけてしまう。思考のゆがみは心の病です。息の章、食の章でも書いた通り、まずは呼吸を整え、食を整えてみましょう。それが、精神の姿勢を正して心を取り戻す入口です。

21　あらゆるスポーツの土台は重心移動

……重心移動の基本は歩行。一流アスリートの歩行は見本

歩行は重心移動の連続です。生き延びるために獲得した能力ですから、大袈裟に言えば、重心移動が上手な人ほど生き延びたということになります。現代では歩行力も重心移動もスポーツなどの娯楽に応用されていますが、元をたどればもっとも人間らしい動きである「直立二足歩行」の土台なのです。

歩く時は、踵から着地し、重心を母指球へ移動させ、次の一歩につなげます。そうすると身体は自然に前に進みます。蹴らないのがポイントです。

砂浜を散歩する犬の足跡は見事に蹴り跡がなく、ペタペタとスタンプのような足跡を一直線に残して歩きます。

直立二足歩行も、踵の着地から母指球で大地を踏むところまでに重心が移動できていれば、蹴らずに歩けます。現代人の多くは後ろ重心で、踵を擦って歩いたり、足が上がらなくてつまずいたりします。これでは重心がうまく前方へ移動しないため、つま先で蹴ることになります。歩くポイントである重心移動の方法をマスターすると、様々なスポーツに応用できます。

重心移動には股関節を使います。「腸腰筋」と呼ばれる身体の奥の筋肉は、股関節を動かすために重要な働きをし、姿勢の維持も担っています。

腸腰筋はまた、上半身と下半身をつなげる大きな筋肉であり、身体の真ん中からあらゆる動きに関係しているのです。歩行時に股関節がうまく使えないと膝から下で歩いたり、骨盤ごと回旋させたりするようになり、故障やゆがみ、怪我の一因になりかねません。

動作の仕組みをイメージすることは動きの質を高める第一歩です。

コラム⑲ バレリーナは足の小指だけを動かせる

ふくらはぎの発達は、足首の安定性を向上させました。これは踏ん張りや方向転換、バランス維持をするのに役立ちます。

バレリーナの患者さんは、両足の小指だけを動かせました。バランスを取ったり、回転したりする時は、トウシューズの中で小指を曲げることをイメージしながら体を動かしている、と言っていました。

足の小指は、ふくらはぎから太ももにかけての筋肉や股関節に影響を及ぼしています。回転や方向転換などのいろんな状況で身体を支える時、小指側に緊急措置として力を逃すことがあり、また小指が振り子のようになって、向きを変えることもできるそうです。

足の指は二足歩行を支え、バランスを取ることに関係していて、不要な指などはありません。今でこそ、交通事故や労働災害などでどの指を損傷しても保険金が出るようになりましたが、昔は親指だけに保険が適用されて、その他の指がなくなっても保険金は出ませんでした。親指以外は役に立たないと考えられていたのでしょうか？

22 骨も筋肉も必要な分だけ強くなる。動かないから弱くなる

……骨の強度は筋肉量に依存する

筋肉と同様、骨も刺激を与えないと強くなりません。歩かなくなると筋肉が衰えますが、骨も一緒に衰えます。骨の強さは、「筋力のテンションに耐えうるだけの強度」が必要で、筋肉が衰えれば骨の強さも不要となるため、次第に弱っていきます。

逆に、筋肉が強くなればなるほど、骨も比例して強くなっていきます。筋肉の強いテンションに負けないように強度を上げようと骨密度も向上します。いくつになっても歩いて

動き続ける限り、筋肉は鍛えられ、骨はそれに伴った強度になろうとします。

筋肉も骨も強くする効率の良い方法は、砂浜を裸足で歩くことです。歩行力は大昔の人類がその環境で生き延びるために獲得してきた能力なので、舗装されていない道を歩くことで、筋肉も骨も強くなります。

砂浜や裸足歩きが難しければ、日常で鼻緒が付いた下駄や草履で歩いても構いません。ザーッザーッと踵を擦ったり、ペッチンペッチンと音を立てないなど、ポイントを押さえて歩くと、思った以上に楽しめます。

23 裸足歩きは人を育てる

……「裸足で砂浜ウォーク」から得られる情報と刺激が、思考・足腰・内臓を育てる

砂浜ウォークは、砂浜を裸足で歩くことです。砂浜を裸足で歩くと足の裏にこんな感覚があったのかという発見があります。

屋外の裸足は家の中の裸足とはまるで違います。歩行による足裏からの地面情報は常に新しい情報の連続ですから、好奇心のかたまりである子供が裸足好きなのは当然です。大人も足裏からの新鮮な情報を受けて、脳がどんどん活性化します。

砂浜は平らではないし、地面反力も常に変化するため、脳が活性化され、確実に足裏感

覚が良くなります。ゴツゴツした岩場や登山も良いのですが、裸足では難しいです。しかし、砂浜だと転んでも心配なく、年齢問わず歩けます。前述の通り、足は内臓が進化したものなので、足裏を刺激すると、当然内臓にも良い刺激となります。

まっすぐ歩くことが難しいのでバランス感覚も鍛えられます。つまり、砂浜を裸足で歩くだけで生きるための歩行能力がまんべんなく効率的に強化されるのです。

どうやったらうまく歩けるか？　とアイディアをひねり出すのも、砂浜ウォークの面白さです。足跡が残るのも楽しみの一つ。一直線上を歩けたか、踵を擦っていないか、つま先で蹴っていないかなどが明らかで、改善点の発見がやりがいに直結します。

でこぼこな道を歩く機会が少ない現代人にとって、砂浜と裸足は非常に有効です。靴は、良くも悪くも歩行をサポートしてくれるので、クセのある歩き方になかなか気づけません。

股関節を使う砂浜ウォークは、スポーツにも活かせます。後ろ足に重心が残ると砂を蹴ってしまい、サラサラの砂の上ではうまく進みません。砂浜ウォークを行うと歩くことの難しさが分かります。これは、アスリートにとって自分の伸びしろの発見に繋がります。

一直線上を歩くシークエンス

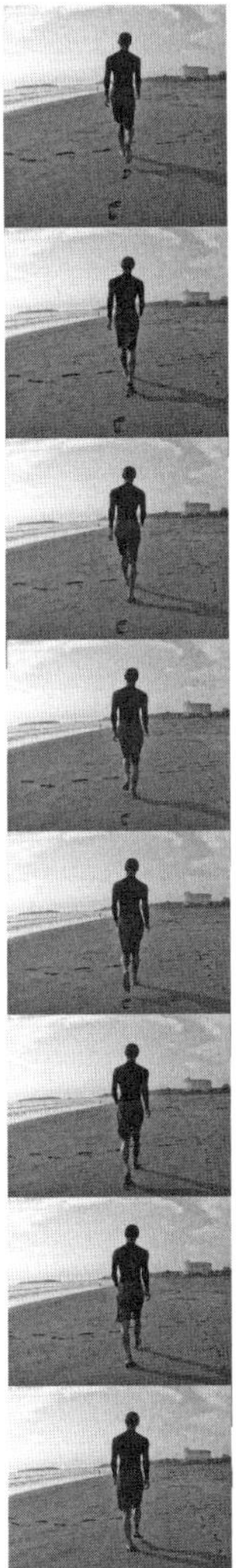

一直線上を歩く　踵→土踏まず→母指球の順番で荷重しながら歩く
更に進行方向を親指が差しているのが丁寧な歩き方の目安です

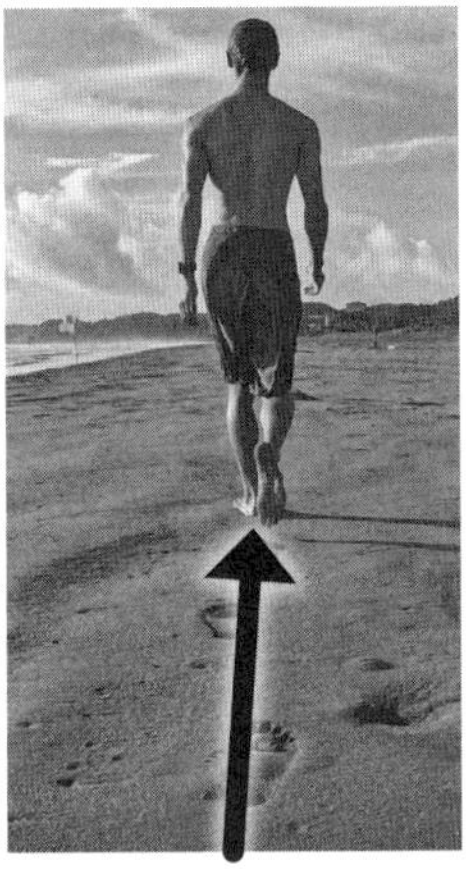

前へと進み続ける軸を感じて歩く

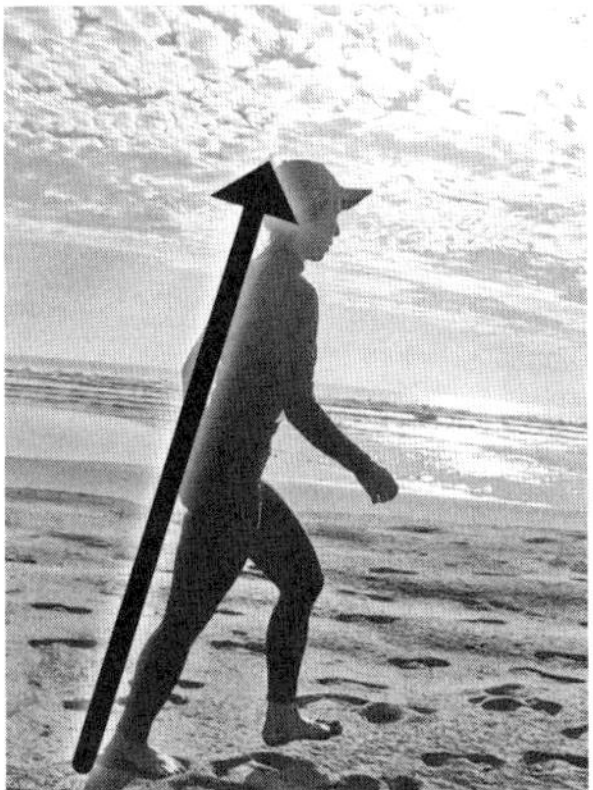

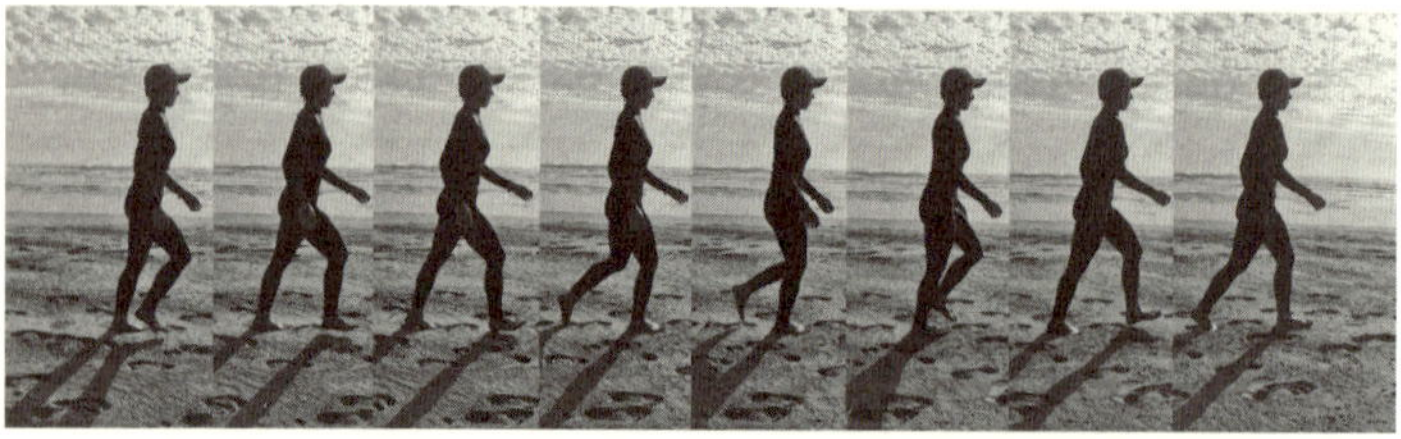

軸を感じて歩く　シークエンス

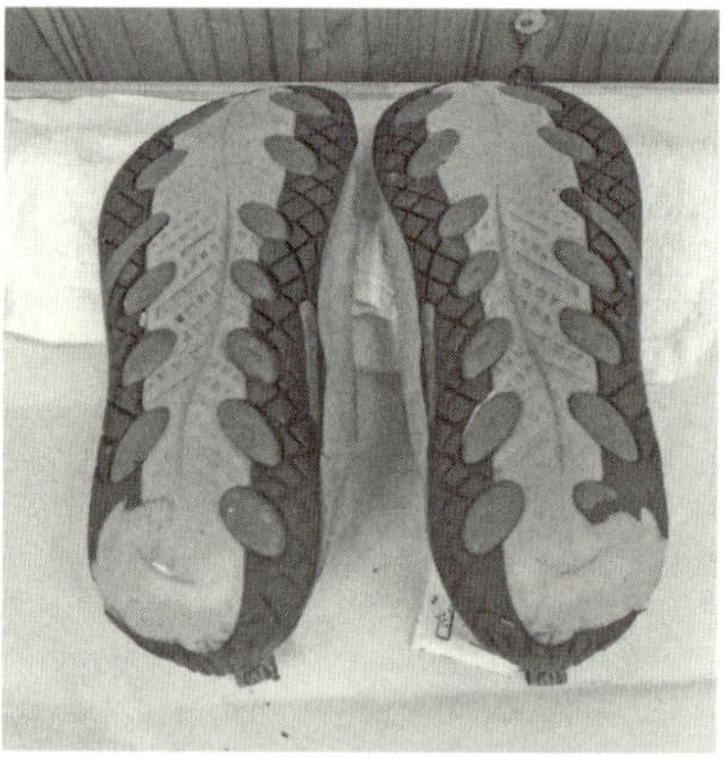

NG例　踵の外側を擦って歩き続けたために靴底がすり減っている

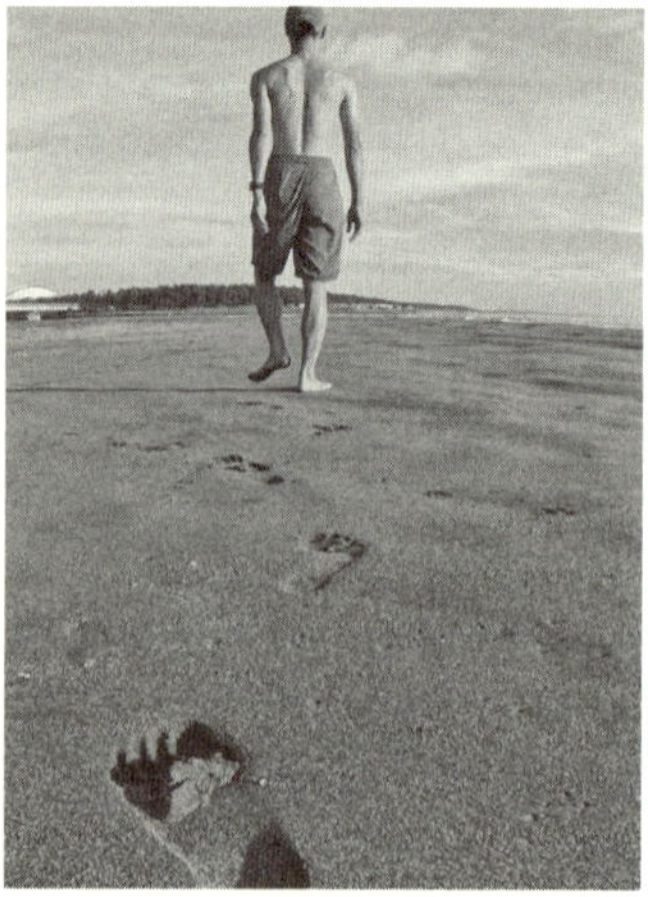

NG例　足指を外に向けて歩く（ガニ股）

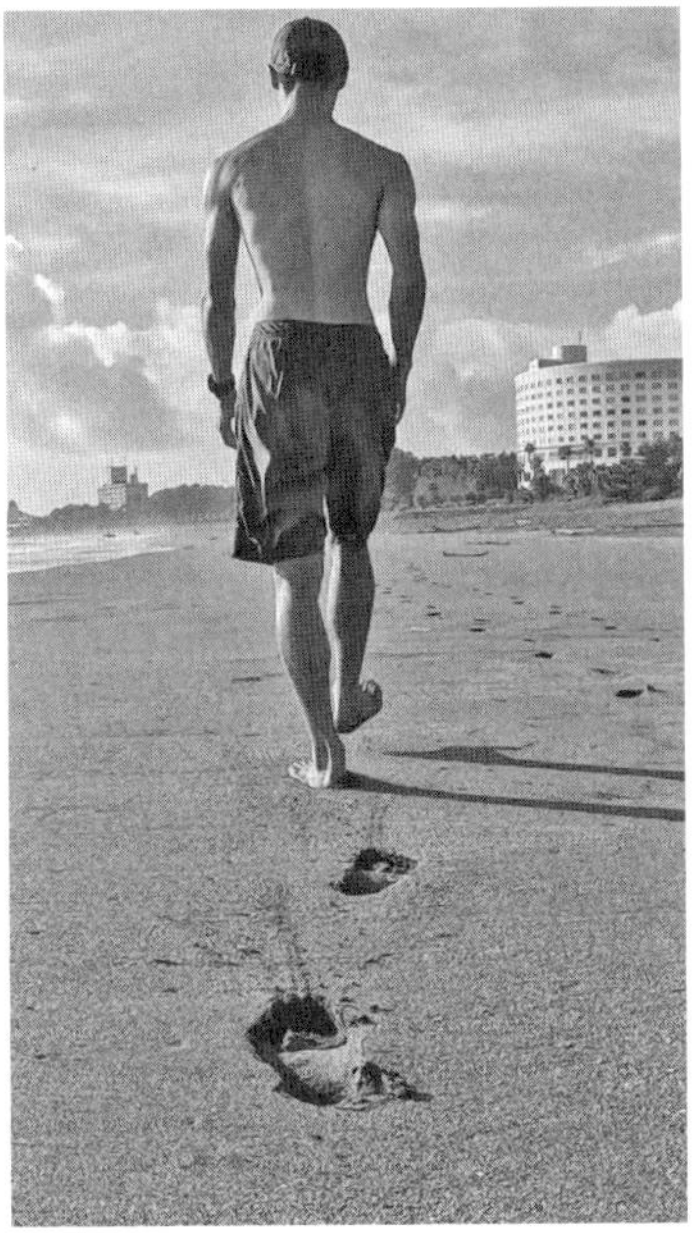

NG例　足指で砂を蹴って歩く

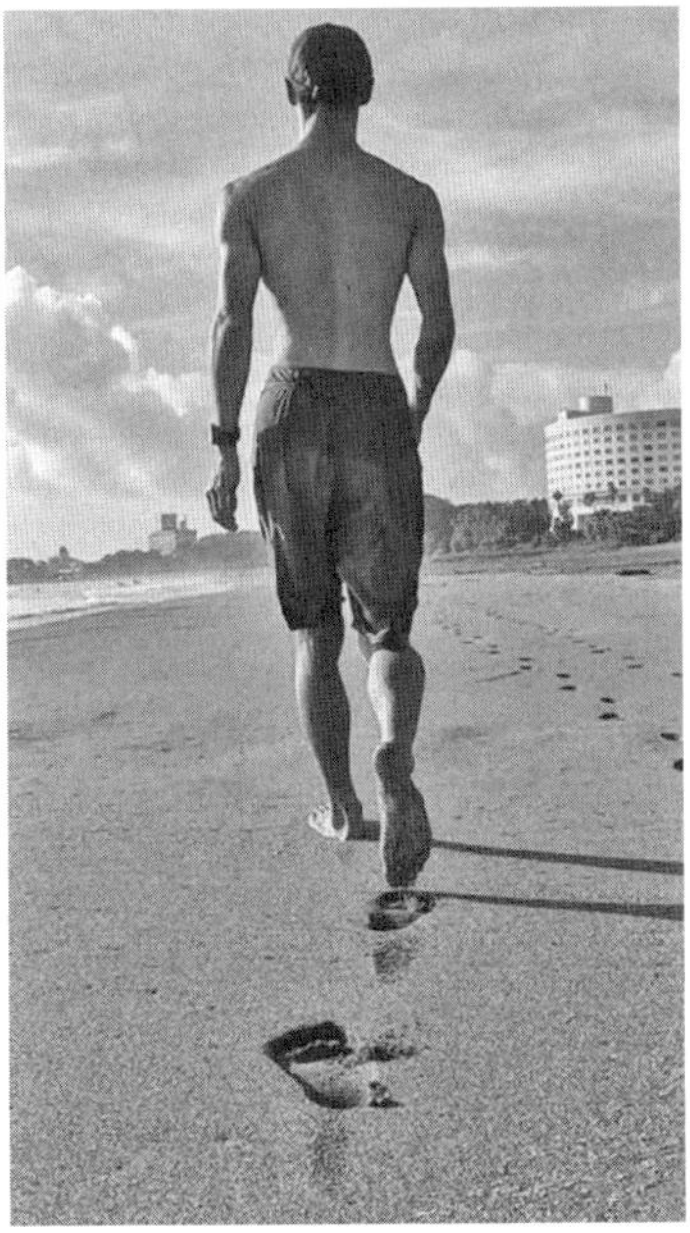

NG例　踵を擦って歩く

24 「動」とは複数の「力」を「重」ねること。じっと姿勢を保つにも、身体は重力を感じている

……重力に抗い姿勢を正して保つことは、座っていても立派な運動

夢中になれるスポーツを見つけることは「生きるために獲得してきた能力」を磨くことになります。生涯スポーツに取り組むことは、一生元気でいられる方法です。

スノーボードも生きる力を磨くために取り組んでいるため、私は生涯スポーツとして一生遊び続けようと思います。「昔はスノーボードやってました」ではなくて、「生涯現役」でないと意味がないのです。

冬季しかできないスノーボードは、毎年楽しむチャンスが限られています。私は二十代から始め、還暦を迎えた今もなお、情熱を傾けています。歳を重ねるごとに、その技術を磨き、さらに上達したいという強い願いが心の中で輝きを増しています。

体力は人生の着地点に向けて下降を始めましたが、年齢に応じた成長が必ずあり、スノーボードもゴルフ（三十代から始めて、もう三十年くらいやっています。昨年はコンペで優勝しました！）も、面白さが途切れたことは一度もありません。

私は、デスクワークも茶道・華道もスポーツだと捉えています。重力に抗って姿勢を保

ち、いずれも健全な肉体と精神を必要とする「動き」である以上、一生懸命取り組むものはすべてスポーツです。

「健康のために何をすべきですか？」と患者さんに聞かれることがあるのですが、「何が好きですか？」と私は逆に質問します。合気道が好きです、と答えても、将棋が好きです、と答えても、「じゃ、それをやってみましょう」と話しています。楽しいと思えることがあるならどんどんやってみるべきです。それが生きる力になります。

私はスノーボードを一生やり続けようと決めていますから、逆算すると呼吸・食べ方・動き方・考え方まで気を配っています。そうして健康な身体を作りつつ、最期は如何に死ぬか？　どんな「死に様」にしたいか？　を考えることで「生き様」が見えてくるのです。

茶道やスノーボードだけでなく、食べ歩きや旅行だって、生涯続けたいなら健康は必須です。だから結局、あらゆるものはスポーツなのです。

25　取り組む姿勢が遊びを娯楽健康法に変える

……横向きで進むスノーボードは脳トレ娯楽

スノーボードは脳のトレーニングです。雪上という非日常空間で、自分が歩かなくても前に進む道具の上に、横向きに立ちます。これは、脳にとって極めてややこしい行為です。

さらに、前後・左右・上下のバランスを一度に処理しながら自然地形を滑走します。ややこしい上に、とても忙しいことを脳は同時に行っているのです。

ややこしさとスリルを「楽しい」と感じると脳がどんどん活性化します。沢（谷）地形はただ滑っているだけなのに、やたらと楽しく感じます。脳にとって、ややこしさはスリルであり、エキサイティングなのです。

付き合い方と考え方次第で、スノーボードは娯楽健康法に変化します。

一方で、スノーボードはサイドウェイスタンスによって筋力差が生じやすいスポーツです。筋力差はクセを助長し、故障や怪我の原因になりかねません。本当に使いたい筋肉を使うためには、まず自分の動作を客観的に知ることから始めます。そして、左右の筋力差を縮める練習をします。これは、前後の足を入れ替えて滑るのですが、身体以上に脳が疲れる非常に収穫の多いトレーニングです。

コラム⑳　生涯スポーツとしてのスノーボード

スノーボードに興味がある方へ。

年齢問わずスノーボードをおススメします。雪質に恵まれた日本で、冬の間だけ楽しむことができるのがウインタースポーツです。スノーボードは一年で最も運動不足になりがちな冬を、毎年のお楽しみに変えてくれます。

「横乗り」というのも大きなポイントで、地球上で、基本的に横向きで生きている動物はいません。横向きで動くこと自体が非日常です。

人間はサイドステップを踏めますが、太古の昔から受け継がれてきた横向きで生きる術、というレシピは持っていません。正面を向いて走るより速い！　とか、効率がいい！　という情報も脳内にはないようです。

人間の脳にとって、スノーボードというのは、足元が固定されつつ、自分では何もしていないのにボードが勝手に落下し始め、その上、横向き!?　というむしろ大昔には経験したことのない、前代未聞のシチュエーションなんです。この非日常の状況下で、ワーーーッと頭がフル回転して興奮してスリルを感じるんですね。

楽しく身体を動かしながら脳内が活性化されます。横向きに滑るということがどれほど難しくて、面白くて、脳が興奮することか！

どんなものなのか、一度チャレンジしてみるといいですよ。

26　骨密度＝筋肉量

……筋肉量が増えれば骨密度は上がる。骨密度を減らさないために生涯現役で動き続ける

筋肉量が増えれば骨密度は上がります。筋肉量が減れば骨密度は下がります。つまり、寝たきりだと骨密度は上がりません。筋肉量は増やすも減らすも自分次第ですから、骨密度の上限も同じく自分次第です。

しかし、多くの高齢者にとっては、骨密度を増やしたくても自身で増やすことができず、減らしたくないのに減ってしまうものです。

筋肉量を減らさないためには生涯現役で動き続ける。それによって、骨も筋肉も鍛えることができます。

自分はまだ若いからといって関係のない話ではありません。自分の親も、そのまた親も、家族みんなが元気で健康で生きていてくれるから、自分も好きなことをして生きていられるのです。

・骨密度＝筋肉量（運動量）

・筋肉量が増えれば骨密度は上がる

もし親戚の誰かが骨粗しょう症になった時に、「寝たきりだと骨密度は上がらないよ。骨密度＝筋肉量だから動かなきゃだめだよ」と教えてあげてください。身体の仕組みを知らない親戚でも「骨密度＝筋肉量（運動量）」というシンプルな関係はスッと理解してくれることでしょう。

そして、教えたからには自分もしっかり動こうと思うようになるので、学びと実践の両面から自身の健康にも役立ちます。

27 野生の動物は動くことで身体を整えている

……姿勢の悪い動物は生き残れない

野生動物には生活習慣病やガン、花粉症はなく（近年、日光の野生猿は人間の食べ物に手を出すようになって、人間と同じ花粉症が広まってきたようですが）、熱中症で倒れたりもしません。それは弱者が自然淘汰されて強者が残っていった結果です。強くなければ生き残れず、生き延びるために進化して環境に順応してきました。環境に適応した生き方を身につけた者だけが繁栄することができたのです。

現代人は、世の中が便利なため自分が動かなくていい時代に生きています。太古の人類は、動けて元気で健康な個体が生き延びていくので、動けることが当たり前。逆に、動かないことで生存しようとするのが「植物」です。

現代人は調子が悪い時、薬を飲んで動こうとし、栄養を取ろうと食べます。これは熱を出して修復作業しようとする身体の反応に冷や水を差しています。野生動物や太古の人類は、調子が悪くなったら動かず、じっと寝ています。回復に集中するために食べません。

現代人は、寒くても暖房と服のおかげで暖かい環境に生きられます。生きている土地によって平均体温は異なり、暑かったら汗をかくのが自然の姿ですが、エアコンがあるため、自分の体温をうまく調節できない人が増えました。野生動物や太古の人類は、寒さの中で耐えられる個体しか生き延びることができなかったので、「自力」はもちろん強いです。

元気で健康に生き延びたいのであれば、生きている場所に慣れるしかありません。生きられる場所を見つけられなければ、死を意味します。シンプルな法則の中で生きていた太古の人類は明るくなったら起きて、腹を満たすために食べ物を探しに出かけて、暗くなったら寝ます。生き延びた子孫も本当は今でもそのリズムの方が自然なのです。

それがいつの間にか便利の恩恵と引き替えに「不自然」なリズムになってしまいました。様々な不調は増え続けていますが、今さら原始時代に戻ることがベストなわけはありません。今、ここ、現代に生きているのが現実です。今をどうやって生き抜けばよいのか？

その答えが「息食動考」にあります。

「息食動考」の原理原則は普遍の真理です。「息食動考」という考えに沿って生きることは、過去から現在に至る人類すべてに通用する生き方であり、今を生きる我々にとっての灯台です。

考の章

考とは＝字の如く、耂（おいかんむり）に丂（こう）
考の極意は、歳を取っても終わりのないこと

1　息・食・動のバランスが「考」を作る
……「考」はピラミッドの最上部。土台良ければすべて良し

考とは、息食動の三つのバランスから生み出されるものです。だから、ここまでずっとお読みいただければ、本来特筆することは何もありません。

・良い呼吸（「楽しい」という呼吸）
・良い食べ方（食べた物が良く消化・吸収できるという食べ方）
・良い動き（無駄がない身体の動かし方）

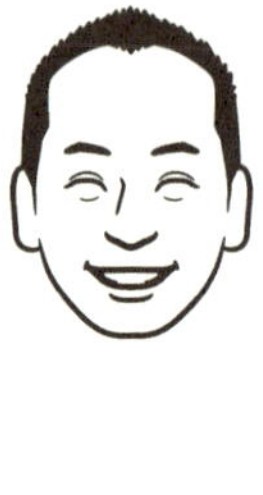

この息食動の三つが良い・良い・良い、と積み重なっていれば考え方も勝手に良くなります。良い土台が築ければ、自ずと最上部は安定するということです。

2 困難が思考を作る
……高齢者の散歩はアドベンチャー。毎日積極的に迷子になろう

人間はできないことにチャレンジした時に学びます。スノーボードのバックカントリー（スキー場ではない自然地形での滑走）も、経験値が増えるごとに、危険なことや楽しいことも学んできました。自力で山を登っているので足腰も鍛えられ、楽しくて興奮し、スリルにドキドキハラハラするので、脳の血流も良好になり、ボケる暇もありません。

逆に、できることだけをずっとやっていたら何も考えなくなります。整体院を訪れる高齢の患者さんは、よく「散歩は毎日迷子になるから嫌だね。絶対知らない道に行ってしまうから、知っている道しか歩かないようにしている」などと言っています。高齢者にとってのルーティンは、一歩間違えばボケの原因になってしまいかねません。

考えるためにも、ボケないためにも、日ごろから「今日もしっかり迷子になって！」と本気で伝えています。患者さんはすごく凄く真面目な方ばかりなので、本当によく迷子に

なっています。そして、「頑張って考えたよ！」と報告に来てくれるので、「よかったね、これでまたボケないね！」と一緒に喜んでいます。

3　野生動物にも「愛」はある。人間だけに「情」がある
……旅は道づれ、世は情け。「情」とは思考する人の間で巡るもの

「思考」は人間だけが持っています。地球上にはいろんな動物がいますが、考えたりしません。シカが「うーん、これは納得いかない」と悩むことも、ライオンが「最近、夫婦関係がうまくいかなくて、どうしよう」と思うこともありません。野生動物は悩みません。思考する人間は悩み苦しむからこそ「情」があるのです。

ただし、動物にも「愛」はあります。シマウマは自分の子をライオンにさらわれそうになると命がけで助けます。でも、自分の子供が襲われ、「食べられた！」と分かると、シマウマのお母さんはクルッと踵《きびす》を返して去っていきます。愛はあるけど、「情」がないのです。愛はあっても私達人間のような「情」がない。まさに無情です。冷たいようにも感じますが、代わりに恨みも憎しみも持たないのが野生動物です。

弱肉強食の自然界では、愛別離苦《あいべつりく》（愛するものと別れる苦しみ）は一瞬、怨憎会苦《おんぞうえく》（怨み憎む者にも会わなければならない苦しみ）はありません。だから、シマウマのお母さん

が次にライオンに会った時、「てめぇこの野郎！　よくもウチの子を!!」と恨むことはないし、「子供を殺した奴と同じ川の水なんか飲めるか！」と生涯憎み続けるなんてこともありません。

旅は道連れ、世は情け。「情け」があって、思考することができるのは人間だけで、他の動物にはできないのです。

4　人は必ず「老」に至る
……「考」とは老いてなお終わりのないこと

耂（おいかんむり）に丂（こう）の「考」の漢字の成り立ちを見ると、耂は杖をつく老人、丂は曲がりくねっていることを表しています。つまり、歳を重ね、腰が曲がり、長い時を生きてきた当時の老人そのものを表現しているのが「考」です。

自分が享受したものを周囲の人に惜しみなく分け与える老人の元には、自然と慕う人たちが集まってきます。多くの苦難を経験し生き延びてきた老人は、生存術の達人でもあります。彼らの言葉に人々は耳を傾け、勇気付けられたことでしょう。

また、いかに生きる術に長けた老人であろうと、欲得に駆られ、享受したものを出し惜しみ独占しようとすれば、言葉は力を失い人々は離れていきます。「考」とは、歳をとっても終わりがなく、生涯練りあげていくものなのです。
生きていれば、誰もが必ず「老」に至ります。

「くすのき千年　さらに今年の　若葉なり」

という、俳人・荻原井泉水《おぎわらせいせんすい》の句があります。後述しますが、千年を生きるクスノキが「老」だとすれば、繁らせる葉、枝の先から落ちる葉は、自らの根元に落ちて養分となる「言《こと》の葉《は》」です。

良い言葉は良い養分、悪い言葉は悪い養分として自分に還元され、また来年新しく芽吹かせます。元気や幸せ、病気やつらさは、自身の発する言葉が養分なのです。

5　思考＝呼吸
……肚の中も頭の中も、その時の呼吸に表れる

人生の第一歩は呼吸だとお話ししました。呼吸は心を作ります。
怒っている時は息が浅くなり、吐くばかりで吸うことを忘れています。
泣いている時は息を吸い過ぎてしまい、度を超すと過呼吸になります。
人を恨む時は息を漏らし、我慢している時は息を止めてしまいます。
嬉しい時は心の奥から、楽しい時は腹の底から声を出し、深く大きく吐いています。

寝ている間は何も考えていません。脱力してゆったりとした呼吸をしています。
深層心理は息にすべて出てしまいます。考え方がその時の息となります。
ここでいう「考え方」とは「生き方」のことです。自分の生き様を自分が決め、その生き方を信じる。そうした心の在り方が安定した呼吸を生み、心にすーっとアンカーが下ろされます。
心が整うと、
過剰な「呼吸（息）」をせず、
余計なものを「食」べず、
姿勢が整い無駄なく「動」け、
「考」の土台となります。

6　思考の最初は「欲」と「得」
……心の成長が「与」と「共有」への成熟を促す

息食動考というピラミッドは人の生き方の原理原則を表しています。
最上部の「考」は、大脳皮質が発達した人間だけが後天的に身につけていくものです。
思考の最初は「欲」と「得」。

幼い子供は、愛情が欲しい、おこづかいが欲しいなど、「欲求」を満たすために行動し「獲得」して喜びます。呼吸をして、ご飯を食べ、運動する「息食動」までは何も言われなくてもできますが、まだ欲得感情が優位ですから、気に入らないことがあればかんしゃくを起こして暴れ、怒られると泣きわめきます。思考は「欲」と「得」にまつわる様々な人生経験を通して学び、獲得していきます。

良い土台が築ければ、自ずと最上部の「考」は安定します。

人間は、息食動考ピラミッドの土台の底辺である「息」を使って心をコントロールしています。

落ち着こうとする時、「一呼吸置こう」。

疲れた時、「一息つこう」。

集中力が低下した時、「一服しよう」。

自分では意識していなくても、思考は安定しようとして呼吸の力を頼りにします。

「息」という土台の底辺が広がるほどに、心は安定していきます。

つまり、呼吸が心を作るのです。

息食動考ピラミッドの逆転プロセスは「欲得」の暴走です。

「考→動→食→息」は、欲得を起点とした自己中心的な行動へ発展します。

そうやって考え方が悪くなると、妬む、恨む、脅すなどの思考に合わせて呼吸も悪くなり、言い方も悪い、などとなってくるのです。

思考は人間だけが後天的に磨き上げていくもの。「欲得」を手放すことは、「与」と「共有」を獲得することです。与えることと分け合うことは、良い土台に育まれた心の成熟度でもあるのです。

7 「考」は死ぬ瞬間まで練り上げる

……考とは、時間がかかるものを時間をかけて磨くこと

思考は、経験値を養いながら熟成することが大切です。

「考」という漢字の成り立ちから見れば、若さと未熟さはイコールです。昔は十五歳で元服し、女性は十六歳、男性は十八歳で結婚でき、現在は成人年齢が十八歳になったとはいえ、「若いから」「経験不足だから」で大人は大目に見てくれます。

孔子の時代は「四十にして惑わず」で、練り上がってくるのは六十歳ぐらいから。つまり、「考」は後天的に身に付けていくものだから、時間がかかるものなのだと先人も言っています。

8　困難と逆境を経て思慮深くなる
……ラクな方へ行くとロクな目に遭わない。楽あれば苦あり

「自分はこうなりたい」と肚が決まっていれば、その気持ちが行動を変えます。しかし、人生の着地地点を意識せず道を歩めば、人間はラクな方へ、ラクな方へと行きたがるもの。それではうまくいきません。

仏陀の言葉を借りれば「人生は修行」。前世の業《ごう》が残っている自分は、まだ徳を積むべく、人間として現世に生まれた、という考え方です。

ネガティブな発想に聞こえるかもしれませんが、これはむしろ逆の意味です。人生はつらくて苦しいのがノーマルだから、良いことがあったらラッキーだよね、という超ポジティブ思考です。

人生の向かい風は当たり前、進みにくくてそりゃ当然、人生として全く普通のこと、と言っているのです。そういう場合、ラクな方へいくとロクな目に遭わない。だから、困難を乗り越えながら成長していく方がいいのです。

例えば、野球やサッカーでも、弱い相手と対戦すると絶対勝てますが、あまり楽しくありません。自分よりうまい相手から三振を取ったり、相手をかわしてゴールが決まったり

すると心が躍ります。二〇二三年のＷＢＣの時、大谷翔平選手から三振を奪ったチェコの投手を覚えていますか？　試合には負けたのに「大谷選手から三振を取った」と大喜びしていました。

これは余談ですが、大谷選手も「君の球、良かったよ」なんて褒めたから、チェコの投手は大谷選手をさらにリスペクトするようになっていました。勝ち負けに関係なく讃え合えるのは「素晴らしい敵」です。つまりそれが「素敵」なのです。

人間は素晴らしい敵がいた時に、自分の壁を乗り越えていけるのです。

9　勝負とは「素敵」な相手に出会うこと
……一礼は「素晴らしい」「敵」へのリスペクト

柔道や相撲など、日本の武術では、試合が終わった時に一礼をします。勝った方も負けた方も頭を下げます。「あなたと戦えたおかげで自分の未熟さに気付けました」「あなたと戦えたおかげでまたひとつ強くなれました」という感謝の心を礼で表現しています。

勝った方も負けた方も関係なく、両者ともこの二つの感謝を意味するのが一礼であり、相撲《あいう》つのが日本の神事「相撲」です。

一礼にはそうした素晴らしい敵「素敵な相手」に敬意を表し、この場に感謝するという意味が込められています。

10　良い言葉も悪い言葉も、落ち葉となって自分に積もる
……発した言葉は形を変えて戻ってくる

福岡・太宰府天満宮に荻原井泉水の句碑があります。先ほども述べましたが、それは、

「くすのき千年　さらに今年の　若葉なり」

という句です。

落葉から若葉を生み出す老木のクスノキ。千年を生きた老木であろうと初々しい「若葉」を芽吹かせます。ごく当たり前の自然界の営みですが、当時八十二歳の荻原井泉水は、この老木が放つ生命力に励まされたのかもしれません。

クスノキの「葉」は人間にとって「言」の「葉」＝言葉です。

自らが発した言葉は、自分の足元に積もり、分解され、養分として吸い上げて、また新たに言葉を発します。

つまり、発した言葉は形を変えて戻ってくる。

「形変われど内容変わらず」

良い言葉を発すれば自らの良き栄養となり、新たな良き言葉の芽となります。

逆に、悪い言葉を発すれば悪い言葉が形を変えて戻ってきます。日々発している「言《こと》」の「葉《は》」が、自分を形成するのです。

だから、良い言葉を発する、それは良い呼吸に通ずることです。

良い呼吸で良い言葉を発し、良い食べ方、良い動きと共に良い土台となり、考を支えます。

「自分」とは、生まれた瞬間からの付き合いです。あまり好きではない部分も、人生最期の日まで一緒に生き抜く「同志」です。丸ごと受け入れ、心を成長させれば、その強さが深く根を張り、太い幹となり、枝を伸ばして多くの葉を茂らせます。

11 野生力とは、常に「間に合う」こと

……野生は達成感とは無縁。「今」を全力で生きている

野生動物はガンや生活習慣病とは無縁です。健康維持の運動もしません。肉食動物が狩りのために筋トレすることはなく、草食動物もストレッチなどせず、敵に出会ったらいきなり走って逃げます。野生動物には私たちが知っているような準備体操がないのです。

ライオンが、今そこにいるシマウマを獲り逃せば餓死するかもしれないし、シマウマが無防備に草を食んでいれば、振り向きざまにライオンに襲われるかもしれない。彼らの常

時命がけの生き方は『間に合って』いなければ、生き残れない。間に合わなかった瞬間、死んでしまう。自然界を生き延びることができるのは、感覚を研ぎ澄まして、集中力を切らすことのない個体だけです。

彼らの生きる力の源は『野生力』。無意識下に染み込んだ野生力をもってすれば、負荷をかけた筋トレも入念なストレッチもいらないわけです。「二十四時間緊張していると、さぞ疲れるのでは?」と思ってしまいますが、彼らは集中力を切らさずに過ごすことが「普通」なのです。キリンやウマなどは短時間睡眠で立って寝るのが普通です。

今や自然淘汰の世界から切り離された現代人には想像もつかない境地ですが、我々の祖先はこんな猛者たちと生存競争を繰り広げてきたのです。

野生力は、「誰よりも大きな獲物を仕留めた」「誰よりも早く逃げ切った」という達成感はありません。「成す」こととは無縁に、「只、今」を生きることだけに注がれるシンプルな力です。

12 「道」とは、歳をとっても終わりのないもの、そして次へ繋げていくもの

……「道」とは自らを練り上げ磨き続ける、終わらない学び

相撲、武道、茶道などの伝統文化は、我々が本来持っているはずの能力を磨ける方法の

ひとつです。

伝統文化の稽古には「型」が存在します。「型」そのものは実戦や本番では使いませんが、稽古では「型」を何度も練習します。なぜかというと、「型」は言葉を使わずに教えてくれるものを肚に落とすためです。これが、一生かけても終わりのない「道」です。

「道」は思考を持つ人間ならではの生き方です。吐いて吸う（＝息）、咀嚼する（＝食）、姿勢を正して無駄なく動く（＝動）。これらが整えば自然に考が安定します。それは、どの「道」にも通ずる土台なのです。

「道」も「型」も、目に見える成果を求めるものではありません。ゆえに、野生力と同様に、「成す」という物差しでは測れません。持っている能力を練り上げるために「型」を用いて、終わりなく磨き続けること。

これは極めようがないから、歳をとっても終わりがありません。

コラム㉑　腸脳相関の本当の話

人の気持ちや心を表す時、「腹が座っている」「腹黒い」「腹を割って話す」など、「腹（肚）」を使って表現します。英語で「He has guts!」といえば、彼はガッツ

（根性）があるという意味です。

このガッツとは腸や内臓のことです。洋の東西を問わず、心の様子を描写するには、「脳」ではなく、「腹」を使います。「脳が黒い」「脳を割って話す」とは言いません。「どういう腹積もりだろう……」と怪しみ、本心が分かれば「腹が読めた」と表現します。

近年、腸と脳は同じ組織からできていることが明らかになりました。お腹の中にいた時に、まず腸が作られ、やがて上の方が膨らんで脳ができます。腸は生命の始まりと言っても過言ではありません。自然界でもクラゲのように脳のない生物はいますが、腸がない生物はいません。

大昔の人がこれを知っていたとは思えませんが、脳とは別に、本心は腹にあると直感的に感じていたと考えます。英語でも同様で、「gut（腸）feeling（感情）」は直観・第六感という意味を指しています。

大昔の人々は呼吸が心を作ることも分かっていたのかもしれません。みんなで力を合わせる時は「せーの！」と声掛けしますが、これは腹から出す大きな掛け声（吐く息）で心を一つに合わせる方法です。

なぜ、脳で思考するのに腹で表現するのか？　これで腑に落ちましたね。「腑」は、人の内臓を指す言葉です。

息食動考の終わりに

私は死ぬとき、ギャグで周りの人をドカンと笑わせたいと考えています。「ワハハ」と笑いが起きた次の瞬間に息を引き取りたいのです。いつ死ぬか分からないので、ギャグは日々更新していますが、一発芸なのですべると大変です。

人間はいつか必ず死にます。私はこのように死に方を決めてあるので、そこから逆算して生き方を決めています。「これを今食べると、最期にギャグを言えるのか」と考えて、「できそうもないから、やめとこう」と選んでいます。それでも食べてしまったときは、次の日に断食をして調整します。内臓のケアなしで未来の健康はありえませんからね。

スノーボードを「生涯現役で一生楽しむ」と決めていますし、そのためにも「息食動考」という人生の土台は必須です。「昔は滑ったんだけどね」という会話はしたくないですね。最後の最後まで滑って寝たら、翌朝起きてこなかった、というのが理想の死に方だと思っています。周りのスノーボーダーたちには「最後は棺桶にドロップインだ」「最後の最後まで滑り続けよう！」と語りかけています。

食べるものを我慢しているわけじゃありません。「あれはしない。これは食べない」と制限したり、修行僧のようなストイックな生活をしているわけでもありません。やりたいことをするために、「今」を選択しているだけです。

ゴルフも茶道も、食べ歩きも、死ぬまでやるには健康な身体が必要です。やりたいことが決まると、くだらないものを食べて身体を壊している暇はありません。死ぬまでやりたいことがあるだけで、勝手に健康を目指せるようになるのです。

「息食動考」という人生の土台作りは、病気、寝たきり、認知症を自分の力で遠ざけることです。生涯現役で続けたいことを決め、死ぬ時から逆算して考え、すべきことが実践できれば、自ずと健康で幸せな人生が送れるものです。

一〇〇年後の未来が今よりずっと良い環境であれば、それに越したことはありません。でもその逆であった時、一〇〇年前の一冊の本に勇気づけられることがあるかもしれません。そうなれたら、私に「息食動考」を教え、「考」として導いてくれた天国の師匠も喜んでくれると思います。

現代人の皆さん、皆さんは「今」ですよ。今やらなくていつやるんですか？（笑）「息食動考」に出合ったのもご縁です。まずは呼吸から始めて、少しずつ「息食動考」という人生の土台を踏み固めてみてくださいね。

どうぞ皆様、実り多き人生を！

付録

「息食動考」とスノーボード

この付録では、「息食動考」を土台とするスノーボードの基本姿勢について解説します。まだ、スノーボードをしたことがない方でも日常生活に役立つ情報ですので、ぜひご一読ください。（文・しぜんや）

座学編

【基本姿勢とは】

「息食動考」を土台とするスノーボードの基本姿勢とは、「雪面反力を効率よく得る体勢」のことです。

入るべきところに力が入り、身体全体に力みのない構え

前後左右上下にすぐ動ける「石火の機」

これが流動的なライディング中の理想的な基本姿勢です。

基本姿勢は武道でいうと「型」、相撲でいうと「四股」に当たります。四股は神事としての意味合いを除けば、身体の使い方を肚に落とすための日々の大事な稽古ですが、土俵上の取り組み（実戦）では全く使いません。

スノーボードの基本姿勢も肚に落とし込むことが目的です。基本姿勢（＝型）は上達を促し、同時に怪我・故障の防止に役立ちます。

【クセと代償動作】

スノーボードに限らず、若い頃は疲れ知らず、どれだけでも練習ができるため効率は二の次です。自分の得意な筋肉を積極的に使いがちで、特定の使い方が強化されてしまうことも珍しくありません。そうして一生懸命頑張るうち、無意識にクセを育ててしまうのです。

クセによって無意識に反応してしまう身体の動きを代償動作といいます。これは、本来の身体の使い方ではないため故障や怪我の原因になります。

特に歩行は前腿（膝を伸ばす動作）で歩いたり、骨盤を回したり、つま先で蹴るなど、代償動作の出やすい動きです。

使い方を誤れば道具は壊れます。身体も同じ。使い方に無頓着なままクセを放置していくと痛みが出始め、思うように動けなくなり、やがて続けるのがつらくなって止めてしまうのです。

　運動は健康寿命に関わる一生ものの付き合いです。せっかく上達を楽しめるものに出会ったのですから、思考をリセットして、生涯続けるスポーツとして取り組み直すことをおすすめします。


【思考のクセ】

　例えば、目的があって結果を出したい場合、立ちはだかる困難に対して人それぞれ乗り越えてきた経験則があります。その経験則が積み重なれば、慣れた考え方に頼ろうとすることは当然です。目標や目的に対して結果を求めると、思考はそれを達成することが最優先となります。

　それは自身の思考のクセを含めた、最も馴染み深い考え方です。一番安心して選択できる考え方であり、かつ現時点で一番自分の能力を発揮できる方法です。七、八割の高い確率で成功する経験則があるため、思考のクセを捨てるとマイナスからの再出発になります。伸び悩んでいるアスリートの多くは、大失敗していない分捨てるのが怖く、同じ場所で悶々としています。

　新しい発想と一歩踏み出す勇気を持って行動すると、ランクアップした次のステージが開けてきます。思考のクセを一度捨て去って冒険してみましょう。

【運動のクセ】

上達の伸び悩みも思考のクセと同じです。スポーツでは、難易度の高い動きばかりを練習しているうちに、応用が利かない偏った身体の使い方を覚えてしまうことがあります。同じ身体は繰り返しの練習を通して「良い動き」「悪い動き」の区別をしないからです。同じ動きを繰り返し練習すればその動きをするための筋肉が付き、それが悪い動きであれば「悪い動きをするための筋肉」がどんどん付いていてしまいます。

その動きに馴染んでいくことで、「悪い動きをするための筋肉」はどんな時でも率先して頑張るようになり「悪い動きをするための運動の仕組み」が構築されます。

ここで厄介なのは、それが上達とともに構築されていくことです。

自分が知っている安心の動作パターンは、クセを含んだ運動でありつつ、現時点で一番実力を発揮できる運動パターンです。クセとともに上達してきたので、クセを手放せば現在の技術力は間違いなく落ちてしまいます。

そのため、上級者になるほど「クセを手放す」という選択肢はとても勇気がいることになります。たとえ悪いクセであろうと、積み重ねてきた技術から引き算したとき、どれほど技術力が下がるのか？　は恐怖でしかありません。

【クセを手放す方法】

クセは、設定した目標に対して結果を求めなければ、簡単に手放せます。

例えば、まだ三〇〇〇年くらい寿命があって、全盛期の体力もまだ一〇〇〇年くらいは続くとしたら、それでも「クセ」を手放すことは恐怖でしょうか？　今の技術力を維持しながら、これだけの途方もない年月を過ごすのは飽きるでしょうし、一度クセを手放して新しい考え方や技術力にチャレンジして上達し直してみるのも悪くないかな？　と興味が出ると思います。

結果を求めないということは、目標に期限がないことなのです。

言い方を変えると、それは生涯をかけて一生取り組んでいけるということになります。生涯の学びに期限も引退もありません。終わらない自己研鑽の「道」は上達に対して達成度を問いません。「道」にあるのは、一生をかけてどこまでいけるのだろう？　というワクワクだけです。

【技術力からクセを引き算する方法】

クセを引き算する方法は簡単です。

こびりついてしまったクセをこそげ落とすためには、クセをつけてしまった時と逆のことをすることです。つまり、基本に戻ることに他なりません。

できるだけ簡単なことをやります。じっくり内観しながら、ゆっくり丁寧にやることです。

クセが出ないよう気を付ける分、普段できることも途端にできなくなり、下手になったとしょげるかもしれません。しかし、しょげるほど技術力が落ちたならたっぷりクセを引くことができたということですから引き算の成果としては大成功です。

使う道具も上級モデルや目的・フィールドに特化したものではなく、ごくシンプルで初心者が使うようなクセのないものを使います。道具にアシストしてもらうのではなく、自力を引き出すために道具を選ぶことです。人間本来の身体の使い方を肚に落とし、無意識下に潜在させるためには、できる限りシンプルな状況に身を置いて自力を底上げします。

【クセを栄養にして怪我・故障を予防する身体の使い方を学ぶ】

身体には使い方があります。

上達に伴ってクセを一緒に育ててしまうことは、本来の身体の使い方から外れていくことになります。機械・乗り物・道具と同じように身体にも使い方があり、誤れば壊れてしまいます。

クセを卒業することは、動きの質が高まるのはもちろん、相乗効果で慢性的な痛みの改善や怪我の予防になります。理想的な姿勢や動き方を学び、それを一生の「記憶」として身体に染み込ませることができれば、こそげ落とした頑固なクセも良き栄養となります。

実践編

【ボードと身体のセンターを同期させる】

日常でも雪上でも、身体を使う時に実際に着目すべきは、「息を吐く　腰を入れる　重心を下げる」ことです。これは、むしろ日常生活（歩く、座る、立つ、階段の昇り降り等）でこそ発揮したい身体の使い方です。

一日のうち滑る時間は二、三時間ぐらいで、八時間寝たとしてもそれ以外の十二時間は別の活動をしています。日常の練習こそが雪上動作の土台です。

部屋でできる練習方法も載せましたので、スノーボードをしない方でも写真を参考にぜひトライしてみてください。

在道先生考案の「壁立ちスクワット」は老若男女問わず、患者さんが次々チャレンジして元気に日々を送っています。

ポイントは頭・膝・つま先の位置関係です。身体の前に壁を作るとつま先から頭と膝が前に出ない状態で腰が落とせます。故障せずに身体作りをするにはとても効率のよいトレーニングです。

【行い方】

壁につま先を付けた状態で肩幅より足を開いて立ち、つま先をやや外に向け（四股立ち）、膝とつま先の向きをそろえて、手の平を軽く壁に沿わせます。おでこをコツンと壁につけたまま、ハーッと息を吐きながら腰を入れて重心を下げていきます。そして、再びハーッと吐きながら元に戻ります。

在道先生直伝　壁立ちスクワット

（下のＱＲコードで、動画もご覧いただけます）

①壁の前に立ち、額・手の平・膝・つま先を壁に付ける。
②ハーッと息を吐きながら額・手の平・膝・つま先が壁から離れないようにゆっくり下がっていく。
③骨盤が後傾しないところでストップ（膝が九十度近く曲がるところまで行けたらベスト。骨盤後傾しては意味がないので無理しないこと）。
④再びハーッと息を吐きながらゆっくり上がってくる。

足幅は広めでＯＫ。つま先はやや外を向ける。外足荷重にならないように注意。真ん中に腰を落とすことを意識する。左右の筋力差が大きいほど、どちらかに片寄りやすい。

壁立ちスクワット

●スタート位置、準備

背面から見たところ

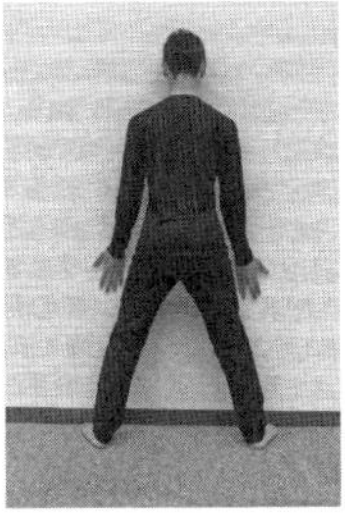

横から見たところ

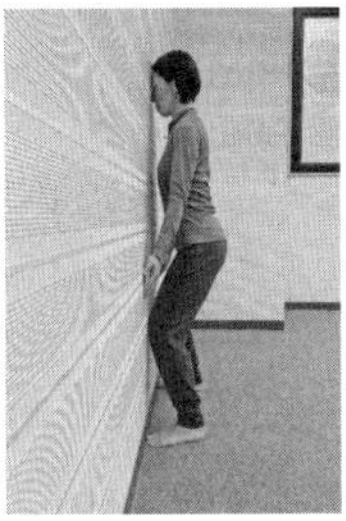

●下がりきったところ

背面から見たところ

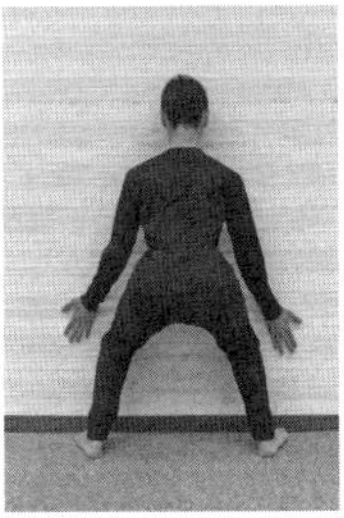

横から見たところ

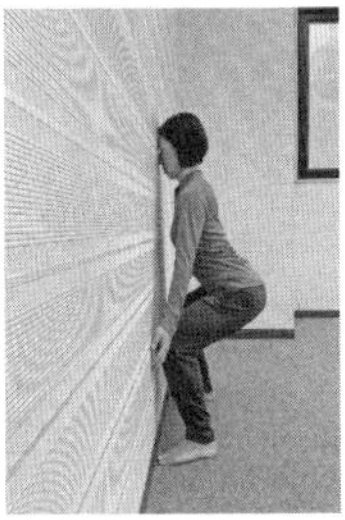

よくある代償動作

肩に力が入る

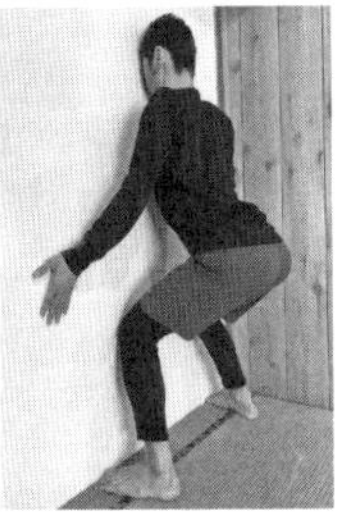

腰が入っていない
（受け腰）

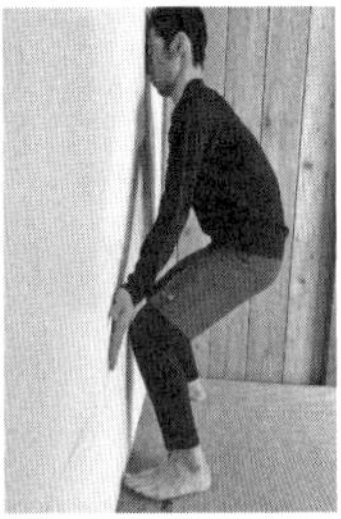

外足荷重になっている

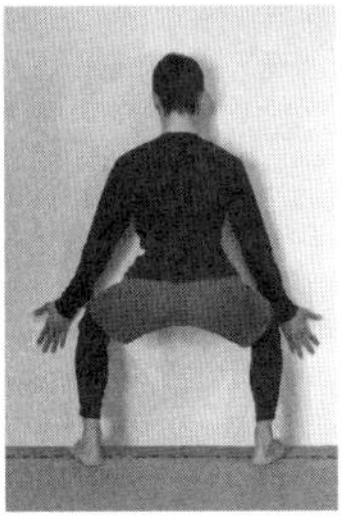

顎が上がって反り腰になっている

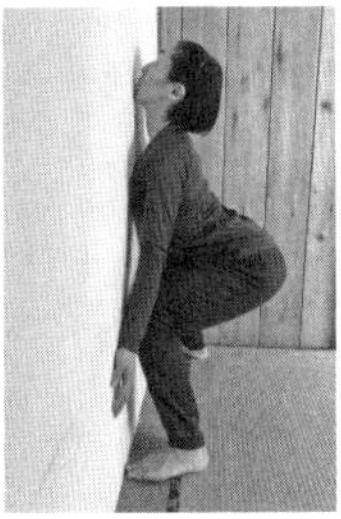

その他、前腿や背中・腰に一番強い筋肉の張りを感じればNGです。

逆に、裏腿やお尻、うち太腿などを使った感覚が残っていれば上出来です。

最初は、たった一回でも難しいかもしれません。しかし、自重を自力で支える最も基本的なトレーニングですから、そっくりそのまま「生きる力」となります。

在道先生はこれを「ストレッチ」と呼んでいます。

回数は自分が決めてください。物足りないくらいでちょうど良いです。一日一回だって構いません。生涯現役で生きるための基礎作りですから、回数は自分が決め、止めるも続けるも自分の責任で行うことが大切です。

目的は筋力アップではなく、理想的な身体の使い方を身に付けることで、覚えるのではなく、無意識下に落とし込むことが大切です。それには時を重ねることも必要になります。だから生涯スポーツにつながるのです。

人生は引退できません。お金を積んで、誰かに筋トレしてもらっても自身の筋肉は増やせません。自分だけが弱らせることも育てることもできます。

その他、在道先生お勧めの生涯現役の身体づくりトレーニング、四股と抱瓶行《ほうへいこう》を写真だけご紹介します。まずは壁立ちスクワットからトライしてみてください。

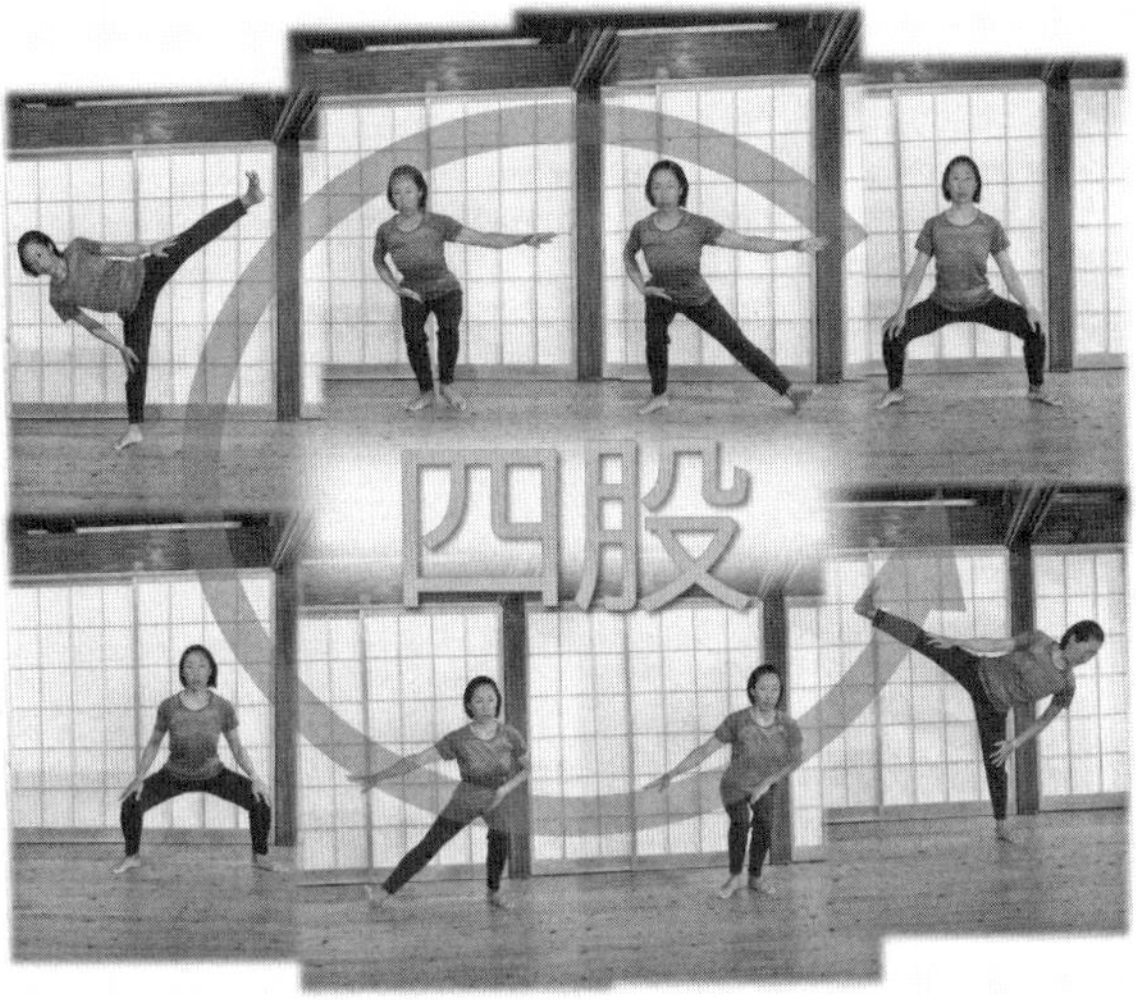
四股

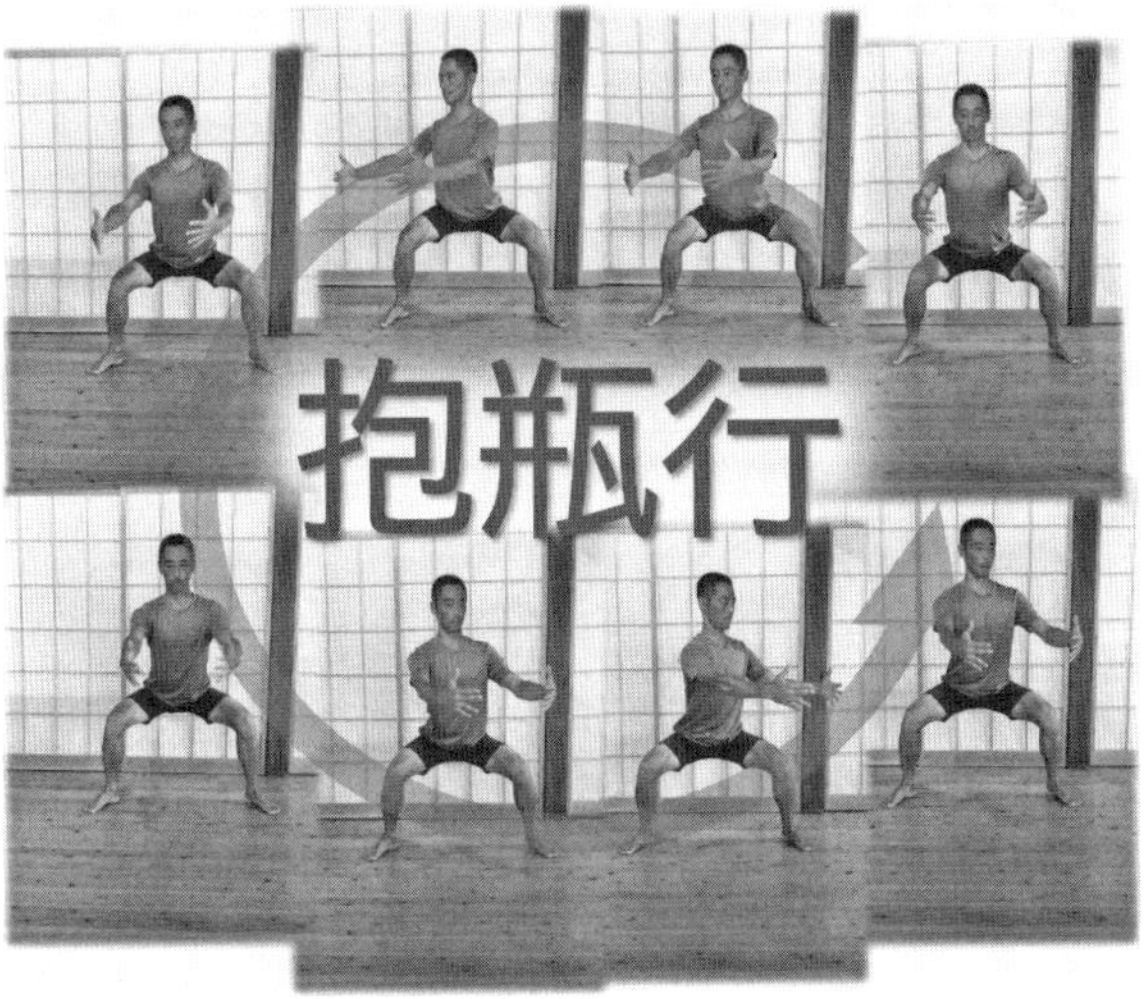
抱瓶行

コラム㉒ 在道先生、ある日の風景 その3（文・しぜんや）

在道先生は、スノーボード中に思いついたことを実験したり実践したりするのが好きです。

スノーボード仲間で同じ整体師の眞嶋隆幸先生（飯山長生館院長）と春雪を楽しんでいたときのこと。重心を下げることの大切さを実体験するには？　という話題になりました。

棒立ち状態は、大抵重心が上にあって不安定です。しゃがめば重心が落ちるとはいえ、それだけでは身体もボードも正確には操作できません。ただ、最低限重心さえ落ちていれば、転んだ時の危険リスクは下がります。

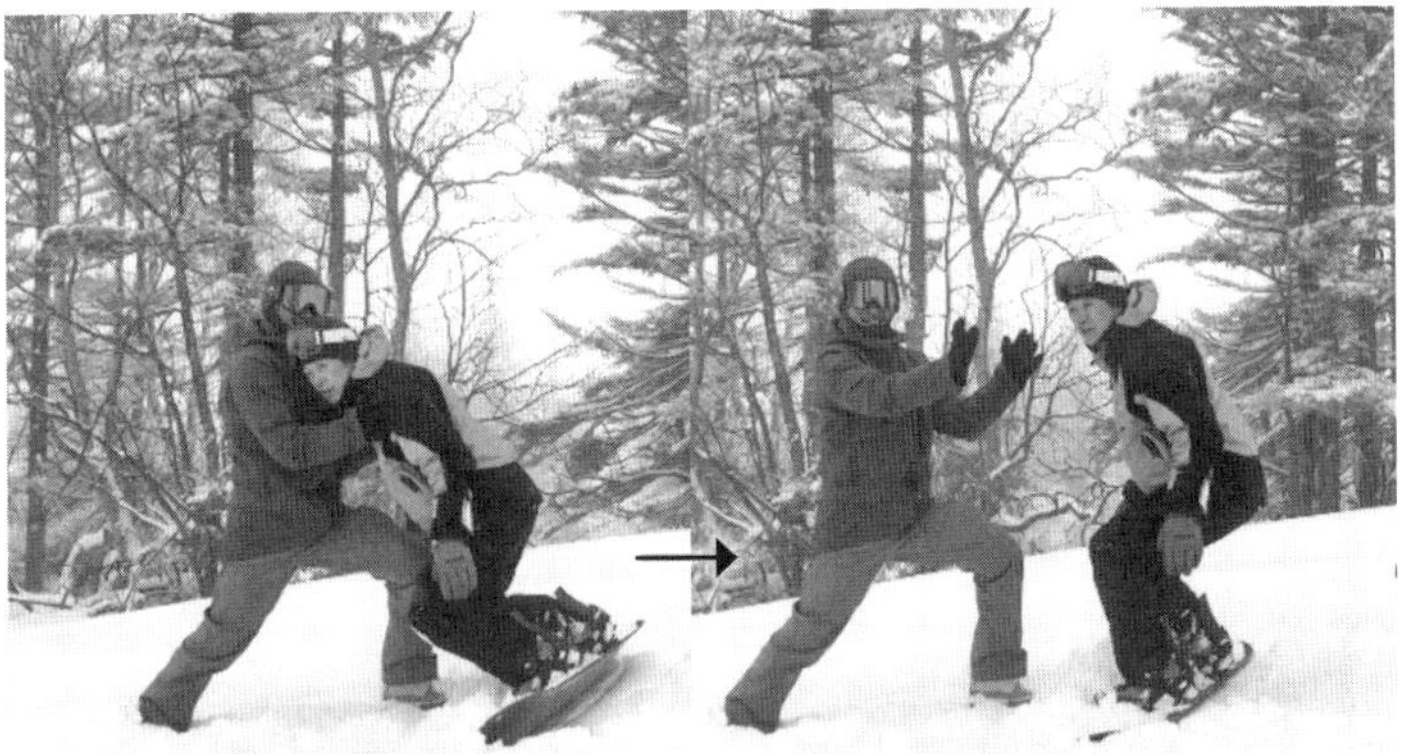

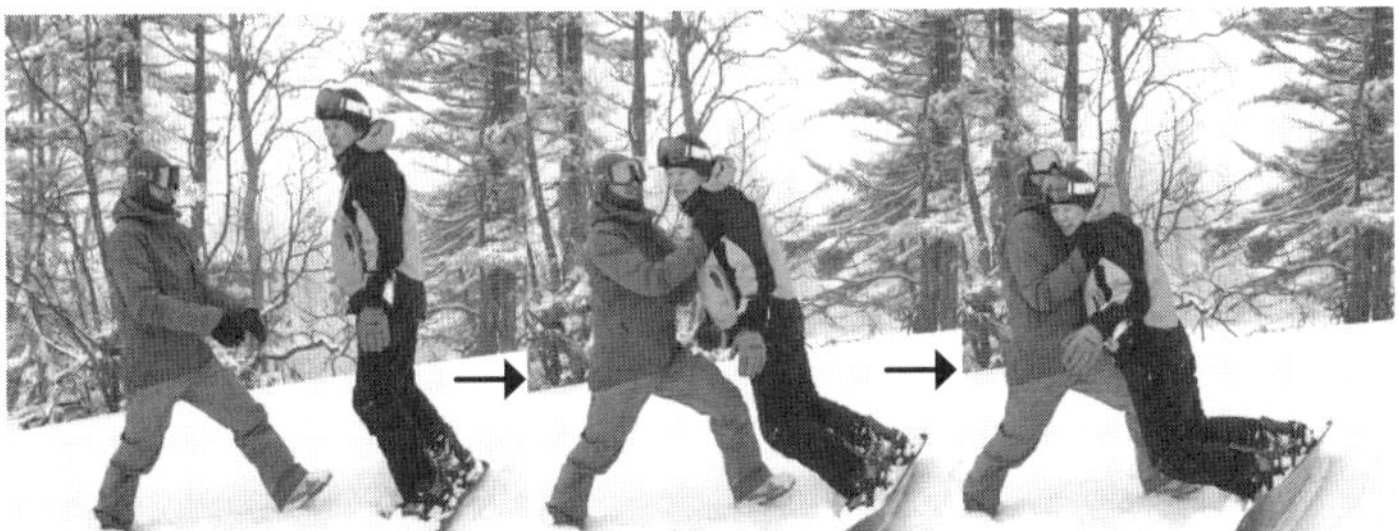

重心が低いと本人が踏ん張れるので、支える方は軽く押し返せる。
重心が高くて自分を支えられていないと倒れ込んでくる。
支える方は押し返すのがとても重く感じる
(左・在道先生　右・眞嶋先生)

プロは棒立ちのように見えても重心が落ちているので見た目だけを真似するのは危険です。もちろん、より踏もうとすれば、プロだって腰を入れてしゃがみます。

しゃがんだつもりで意外としゃがめていないことがあります。和式トイレの文化がある日本人は、しゃがむとふんばりやすいことを知っています。腰を入れると力が出るという意識があります。ただ、スノーボード中の腰の位置は、どちらかというと洋式トイレに近いです（そもそもスノーボード自体が洋式スポーツですね）。

いずれにせよ、しゃがんで腰を入れてボードを踏むとは、体の使い方のコツを獲得するということです。あとは練習あるのみ！　です。

基本姿勢

「ボードの真ん中に乗り、ボードを踏む！」

これが最初のテーマです。ボードの真ん中に乗ること、その身体の位置を体感して理解できれば全ての滑りの基本になり、他のスポーツに応用できます。

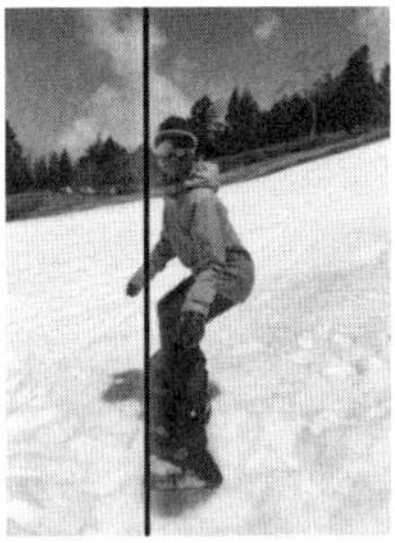

レギュラースタンス

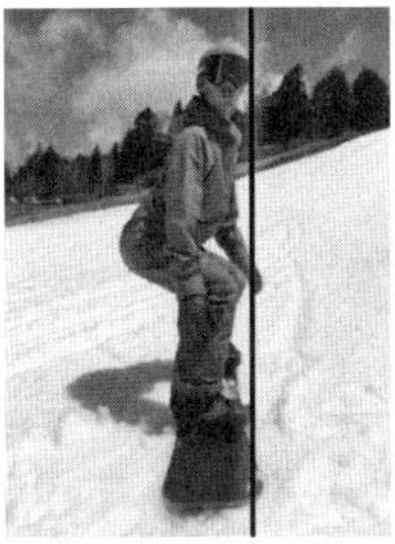

グーフィースタンス

【進行方向から見た基本姿勢】

ハーッと吐きながら腰を入れて重心を下げる。

ポイント①　頭はボードの真上

ポイント②　ウケ腰注意

ポイント③　頭・膝がつま先より前に出ない

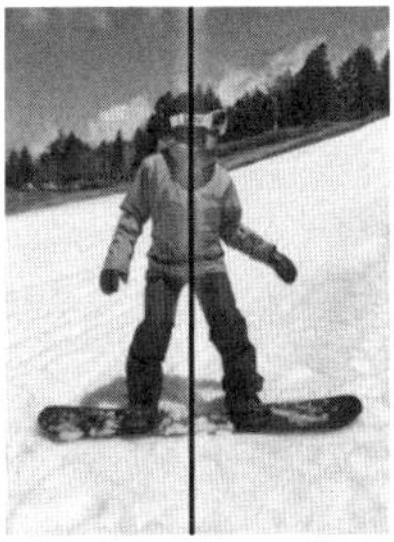

レギュラースタンス

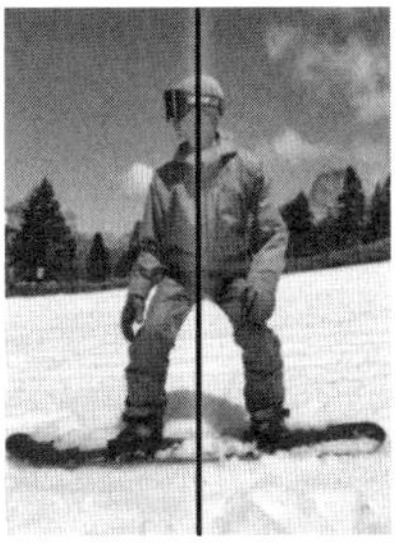

グーフィースタンス

【横から見た基本姿勢】

脳天から丹田を貫く軸を作る。

ポイント①　膝とつま先の向きが同じ（ダック・前振りともに）

ポイント②　内を踏む（内転筋を使う意識）

ＮＧ基本姿勢

代償動作（意図的ではない無意識下のエラー動作）。
不安定で転倒リスクが高くなる。

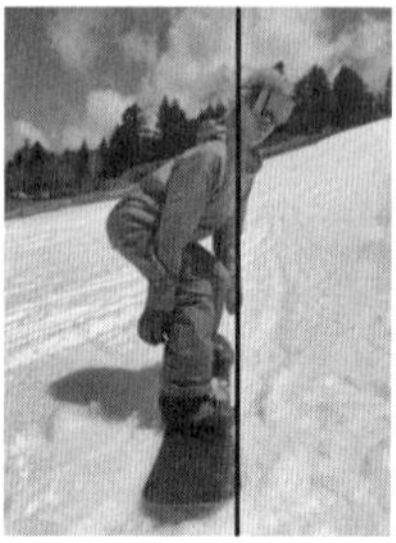

NG③
腰が落ちているのではなく上半身がかぶっている

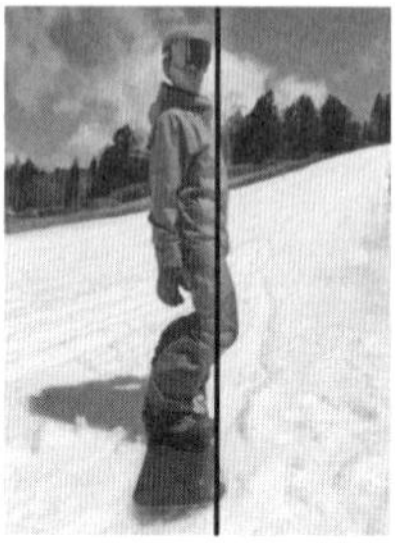

NG②
棒立ち。お尻がボードの上にあり、骨盤が後傾している

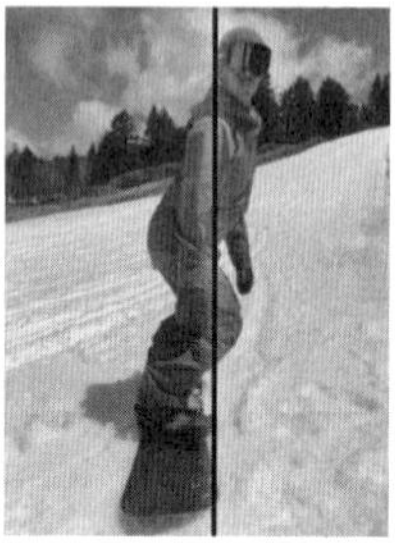

NG①
膝と足首を過度に曲げる

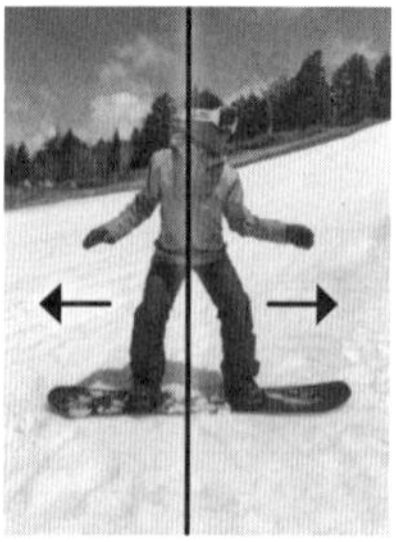

NG⑥
足の外側に荷重。ボードのセンターを踏めていない

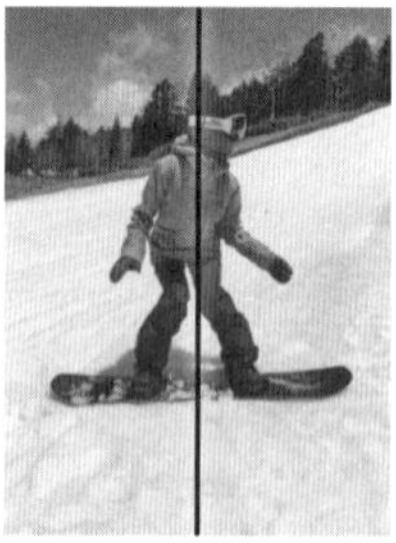

NG⑤
「内を踏む」ではなく「内股」

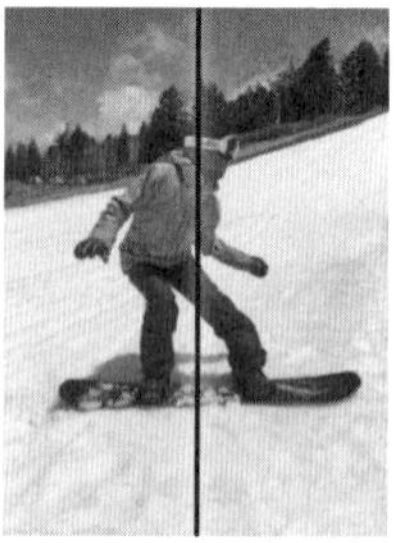

NG④
後足荷重。足（大多数は利き足）一本がオーバーワーク

著者プロフィール

在道 六生（ざいとう りくき）

若い頃のバイク事故で自暴自棄になっていたところを、一人の整体師に救われる。のちに弟子として、師匠の人柄から多くを学んできた、昭和生まれの整体師。著名人からご近所さんまで、たくさんの患者さんに愛される売れっ子。趣味のゴルフはもちろんスノーボードを「生涯現役で楽しむ」と決めている。その土台となる考え方こそ、師が残した先人の教えであり、本書の軸となる「息食動考」である。

しぜんや

〔早川 健太（はやかわ けんた）、早川 里枝（はやかわ りえ）〕

生涯現役で滑り続けようとしている昭和生まれのスノーボーダー。一生使える身体を作るスノーボーディング「スノトレ」を考案・実践・指導。長野県野沢温泉スキー場の麓にて、Organic Café & Roastery を営む。身体の使い方研究家、OGASAKA SNOWBOARDS 契約ライダー、SIA 公認スノーボードインストラクター、PHI 公認ピラティスインストラクター（マットⅠ&Ⅱ）。

息《しき》・食《しょく》・動《どう》・考《こう》 一億人のための面白健康人生訓

2025年３月11日　初版第１刷発行

著　者　在道 六生
　　　　しぜんや
発行者　瓜谷 綱延
発行所　株式会社文芸社
　　　　〒160-0022 東京都新宿区新宿１－10－１
　　　　電話 03-5369-3060（代表）
　　　　　　 03-5369-2299（販売）

印刷所　株式会社フクイン

ISBN978-4-286-26414-1